汉竹●亲亲乐读系列

U0250845

怀孕
产检分娩
全程指导

王琪 编著

汉竹 主编

汉竹图书微博
http://weibo.com/hanzhutushu

读者热线
400-010-8811

江苏凤凰科学技术出版社 | 凤凰汉竹
全 国 百 佳 图 书 出 版 单 位

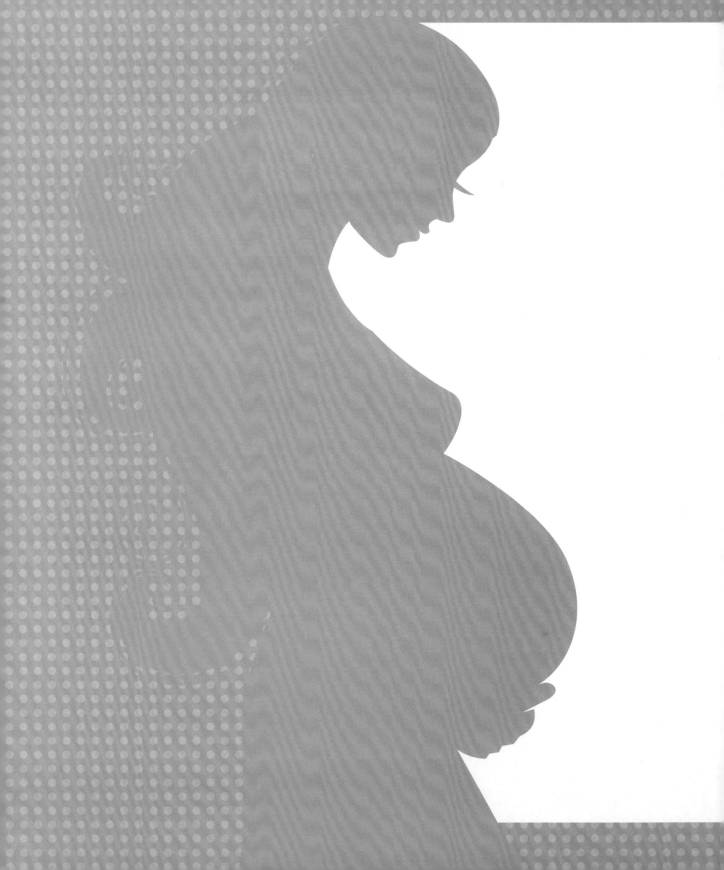

前言 《Foreword

孕前、孕期该做哪些检查？

报告单上大大小小的数据说明了什么？

怎么知道肚子里的宝宝长得好不好？

……

对准爸妈来说，孕育一个健康聪明的宝宝是最大的心愿，而宝宝在肚子里长得好不好是准爸妈最大的挂念。本书从胎宝宝健康的"探测仪"——产检入手，什么时候该做什么检查，怎么解读报告单上的数值……那些产科医生没告诉你的，都可以在本书中找到答案，隔着肚皮也能对宝宝的状况了如指掌。

每个月的大事记就是准妈妈的备忘录，时刻提醒当月最重要的事。孕3月的"小卡"，孕4月的胎心监护，孕5月的唐氏综合征筛查，孕6月的妊娠高血压筛查……从当月的产检到孕期不适，从体重管理到情绪管理，从饮食营养到胎教，了解全面的孕产信息，可以从备孕到分娩一路畅通。

在最贴心的全程呵护下，幸福的准爸妈们，请静心等待着健康、漂亮又聪明的宝宝到来吧。

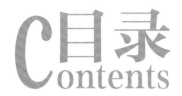

C目录
Contents

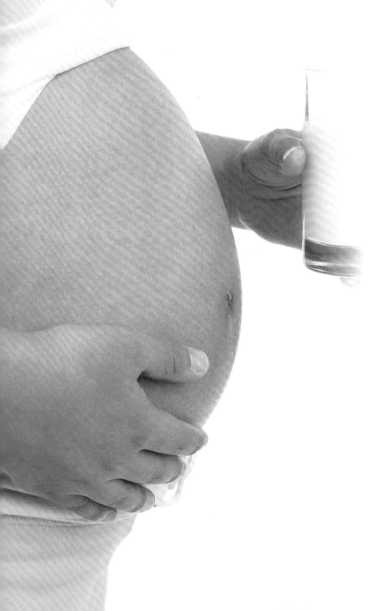

第一章
孕检到产检，
知道越多越安心

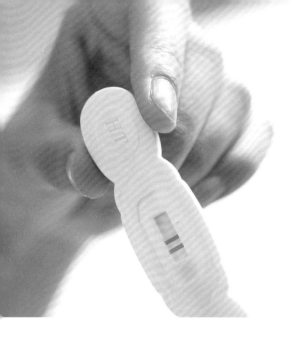
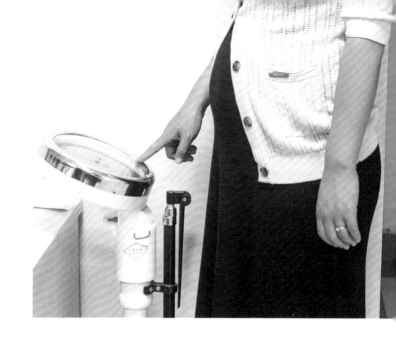

产前检查，让孕期更安心

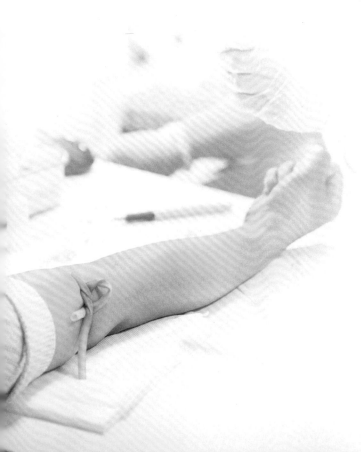

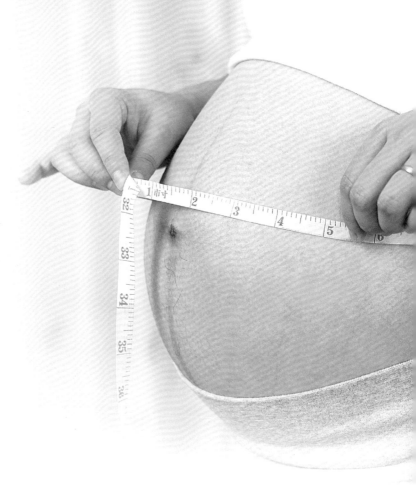

第二章 十月怀胎

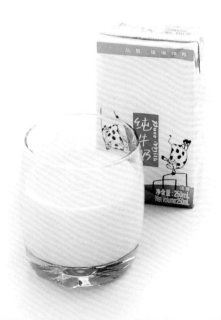

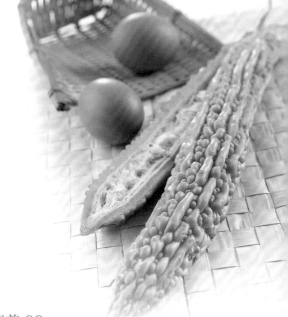

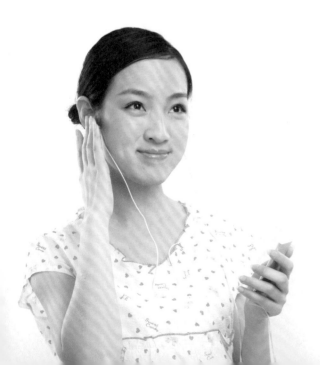

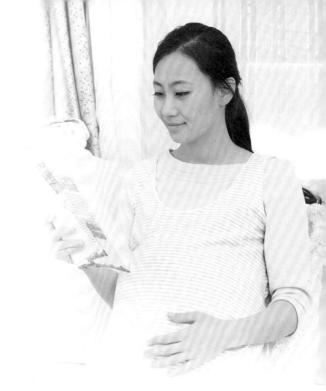

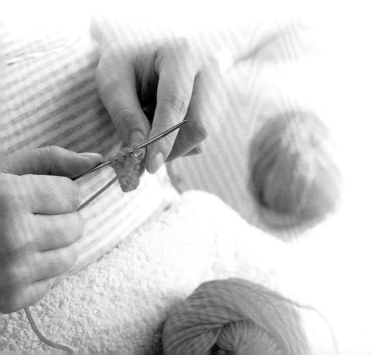

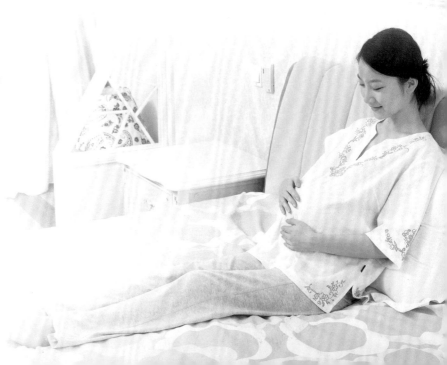

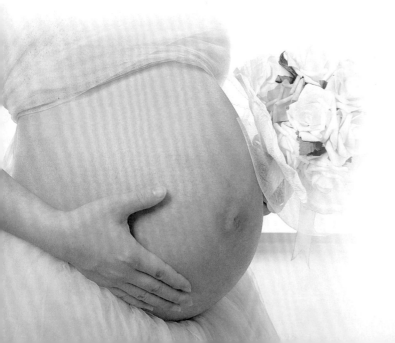

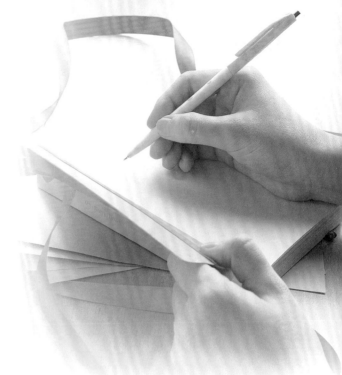

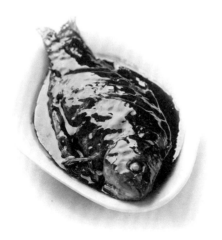

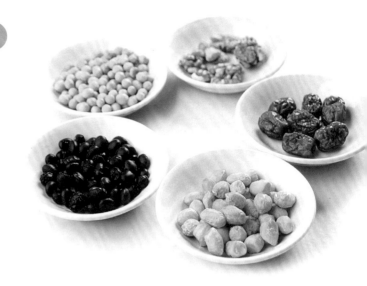

第三章 分娩

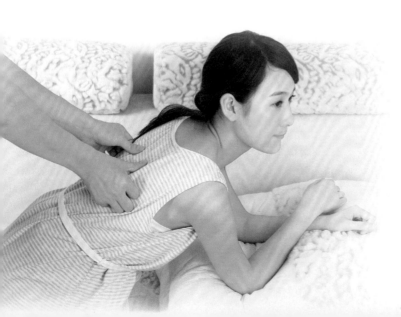

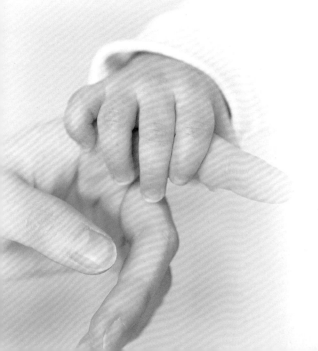

附录：
不能忽视的产后护理

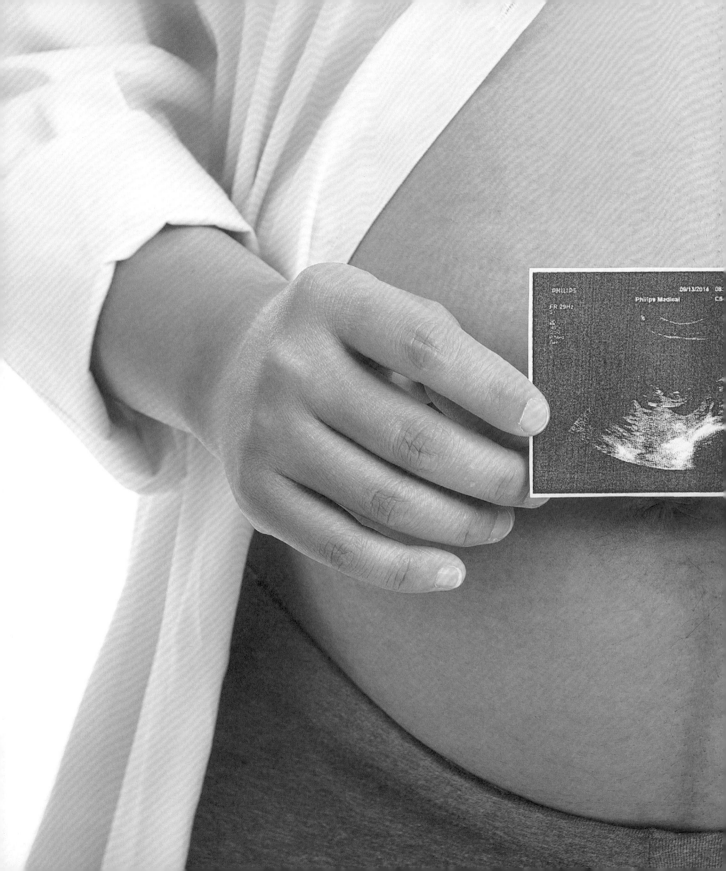

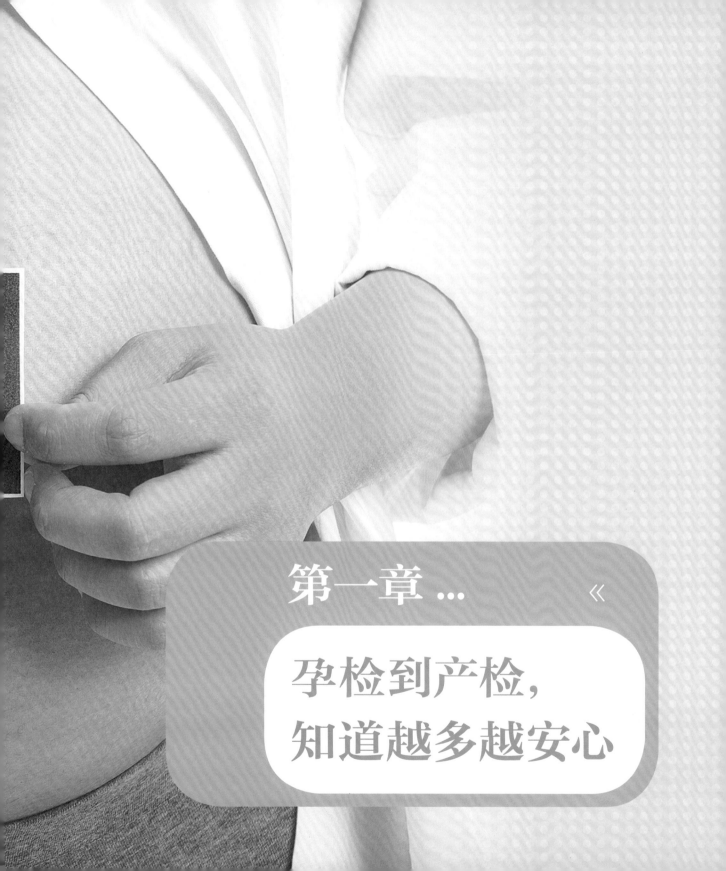

第一章 ... 《

孕检到产检，
知道越多越安心

孕前检查，都查些什么

TORCH筛查（"优生五项检查"）、妇科内分泌检查、精液检查、生殖系统检查、染色体检查、血型检查等，都是孕前检查的重要内容。这里带你重点认识TORCH筛查、妇科内分泌检查以及精液检查。会看手里的报告单，你对备孕就更自信了。

TORCH筛查

TORCH是由一组病原微生物英文名称的第一个字母组合而成。

» T: 弓形虫（Toxoplasma）
» O: 其他（Other），指梅毒螺旋体、柯萨奇病毒、衣原体等
» R: 风疹病毒（Rubella Virus）
» C: 巨细胞病毒（Cytomegalo Virus）
» H: 单纯疱疹病毒（Herpes Stmplex Virus）

准妈妈在孕期的前4个月感染了以上任何一种病毒，即使症状轻微，甚至无症状，也能直接传播给胎宝宝，容易导致流产和胚胎停育等；即使宝宝能顺利出生，也可能有严重先天性缺陷，所以TORCH筛查又被称为"优生五项检查"。

孕前3~5个月静脉抽血检查

如果在孕前检查出问题，就能有充分的时间进行调整治疗。而如果是在怀孕后才查出问题，就会使准妈妈自己、家人和医生处在左右为难的境地，无论是保胎还是终止妊娠都是很痛苦的决定。有条件的话，最好在孕早期再检查一次。

重点看IgM抗体

TORCH筛选包括IgG（以往感染TORCH的情况）和IgM（近1~2个月感染TORCH的情况）两种抗体。通常，若IgG呈阳性，说明备孕女性曾经被感染过，目前不会对胎儿造成太大影响；若IgM呈阳性，则表示备孕女性近1~2个月被感染，可能会导致胎儿畸形。报告单上常会出现以下几种可能：

IgM	IgG	结果分析	建议
阴性	阴性	受检测者为易感人群	对病毒缺乏免疫力，应该接种疫苗，待产生免疫抗体后再怀孕
阴性	阳性	曾经感染过病毒或接种过疫苗，并且已产生免疫力	怀孕后胎宝宝发生感染的可能性很小
阳性	阴性	受检测者近期感染过病毒，或为急性感染；也可能是其他干扰因素造成的IgM假阳性	需等2周后进行复查，如IgG转为阳性，则为急性感染，否则判断为假阳性
阳性	阳性	受检测者可能为原发性感染或再感染	可借IgG亲和力试验加以鉴别

No	项目	结果		参考值	单位	实验方法
1	弓形体抗体IgG	阴性		阴性		ELISA
2	弓形体抗体IgM	阴性		阴性		ELISA
3	风疹病毒抗体IgG	阳性	↑	阴性		ELISA
4	风疹病毒抗体IgM	阴性		阴性		ELISA
5	巨细胞病毒抗体IgG	阳性	↑	阴性		ELISA
6	巨细胞病毒抗体IgM	阴性		阴性		ELISA
7	单纯疱疹病毒I型抗体IgM	阴性		阴性		ELISA
8	单纯疱疹病毒II型抗体IgM	阴性		阴性		ELISA
9	单纯疱疹病毒I型抗体IgG	阳性	↑	阴性		ELISA
10	单纯疱疹病毒II型抗体IgG	阴性		阴性		ELISA

在这张TORCH检查报告单上，有三项抗体IgG结果都呈阳性，而相应的抗体IgM都呈阴性，表明曾经感染过病毒或接种过疫苗，并且已产生免疫力，怀孕后胎宝宝发生感染的可能性很小。而弓形体抗体都是阴性，说明为易感人群，要认真做好预防措施。

在我国备孕女性中，风疹病毒和巨细胞病毒IgG大部分为阳性。有的备孕女性看到报告单上有阳性，就特别紧张，如果了解了TORCH知识就能避免这样的担心。

弓形虫与孕期宠物的"去留"

弓形虫常寄生于猫科动物和犬类身上。以往观点认为，备孕时只能将朝夕相伴的宠物长期寄养或送人，现在认为这种观点并不正确。备孕时决定宠物"去"与"留"的标准是备孕女性体内的抗弓形虫抗体。

体内的抗弓形虫抗体一般是感染过弓形虫的人体产生的免疫反应。如果怀孕前感染过弓形虫，怀孕后即使再次感染，也不会对胎宝宝造成影响，因为体内有抗弓形虫抗体。这时准妈妈就不必忍痛将情同"亲人"的宠物送走了，只要严格注意卫生习惯，避免再次感染就可以。

✚ 避免弓形虫病这样做

》避免与猫接触（猫身上常带有弓形虫），也避免接触它们的排泄物。

》食用全熟的肉类，不要吃烤肉。

》做饭时，切生肉后要仔细洗手。

》水果蔬菜要清洗干净才能食用，避免在不确定其干净程度的情况下生食。

》清理阳台花卉时戴手套，避免接触泥土，随后及时洗手。

》怀孕后，在医生指导下按时进行弓形虫检查。

第一章 孕检到产检，知道越多越安心

第二章 十月怀胎

第三章 分娩

妇科内分泌检查

进行妇科内分泌检查的最佳时间是月经开始的第3~5天，在早上空腹抽血检查，结果最为精准。为了保证检查的准确性，在检查前不可服用性激素类的药物，如果已服用，应在激素彻底排泄之后检查，否则可能发生误诊。

和生育有关的6项激素

和生育直接有关系的激素有6项：雌二醇（E$_2$）、卵泡刺激素（FSH）、黄体生成素（LH）、垂体催乳素（PRL）、黄体酮（P）、睾酮（T）。妇科内分泌检查主要是看这6项指标激素的分泌水平是否正常。

其中睾酮和垂体催乳素是不变的常数，只要低于某一个数值，就与卵泡发育无关；而黄体酮虽然有所变化，但大量出现在排卵以后，排卵前很少存在，因此也和卵泡的发育无关；只有卵泡刺激素、黄体生成素、雌二醇与卵泡的发育相关。

检验报告单

样本编号：394

检验项目	结　果	卵泡期	中期	黄体期	绝经期	
血清促卵泡刺激素	5.53	2.8-14.4	5.8-21.0	1.2-9.0	9.7-153	mIU/mL
黄体生成激素	2.96	1.1-11.6	17.0-77.0	0-14.7	11.3-39.8	mIU/m
孕酮	1.67	0-3.6	1.5-5.5	3.0-76.0	0-3.2	nmol/L
雌二醇	229.00	0-587	124-1468	101-905	0-93	pmol/L
垂体泌乳素	214.00	男：53-360　　女：40-530			mIU/L	
睾酮	<0.69	男：9.08-55.23　　女：0-2.77			nmol/L	

雌二醇是雌激素中活性最强的部分，200皮克/毫升被称为雌激素的阀值。一旦大于这个值，且维持48小时以上就会对垂体产生正反馈作用，使垂体分泌大量的卵泡刺激素和黄体生成素，于是卵泡就排出卵子。但大多数医院做内分泌检查的时间是月经开始后的第3天，这个时期雌激素很低，很难根据这个时期的雌激素的值去预测今后的变化。

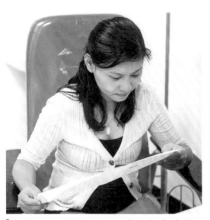

对比6项激素的检查结果与参考值， 就能看出内分泌功能是否正常。

6种激素的功能要了解

雌二醇（E_2）：由卵巢的卵泡分泌，主要功能是使子宫内膜生长成增殖期，促进女性第二性征的发育。

卵泡刺激素（FSH）：主要功能是促进卵泡发育和成熟。

黄体生成素（LH）：主要功能是促进排卵，形成黄体分泌激素。

垂体催乳素（PRL）：主要功能是促进乳腺的发育及乳汁的生成和排乳。

黄体酮（P）：由卵巢的黄体分泌，主要功能是促使子宫内膜从增殖期转变为分泌期。

睾酮（T）：主要功能是促进阴蒂、阴唇和阴阜的发育，对雄性激素有拮抗作用，对全身代谢有一定影响。

照着参考范围查一查

检查项目	参考范围	检查结果值
卵泡刺激素（FSH）	滤泡期：3.2~10 毫国际单位/毫升 排卵期：7.5~20 毫国际单位/毫升 黄体期：1.3~11 毫国际单位/毫升	FSH值高，见于卵巢早衰，卵巢不敏感综合征、原发性闭经等。FSH值低，见于雌激素、孕激素治疗期间，希恩综合征等
黄体生成素（LH）	滤泡期：1.2~13.5 毫国际单位/毫升 排卵期：12~82 毫国际单位/毫升 黄体期：0.4~19 毫国际单位/毫升	LH值高，见于原发性性腺功能低下、多囊卵巢瘤、黄体生成素瘤等。LH值低，见于继发性性腺功能低下、黄体生成素缺乏症、不孕症等
垂体催乳素（PRL）	0.08~0.92纳摩尔/升	高于1.00纳摩尔/升即为高催乳素血症
雌二醇（E_2）	卵泡期：147~209纳摩尔/升 排卵前夕：1.3~2.63纳摩尔/升 黄体：0.55~1.4纳摩尔/升	E_2值低，见于卵巢功能低下、卵巢功能早衰、希恩综合征
黄体酮（P）	滤泡前期：0.48~3.5纳摩尔/升 滤泡后期：0.48~13.36纳摩尔/升 黄体前期：25.12~65.51纳摩尔/升 黄体后期：3.18~56.92纳摩尔/升	黄体后期P值低，见于黄体功能不全、排卵型子宫功能失调性出血
睾酮（T）	0.2~3.0纳摩尔/升	T值高，称为高睾酮血症，可导致不孕

解读精液检查报告

精液检查是男性孕前检查的重点项目。去医院检查前，为了采集精液，备孕男性必须停止性生活2~7天，并且不得有手淫的情况，还应禁烟戒酒，忌服对生精功能有影响的药物。

精液正常标准

» 精液量：2.0~6.0毫升（取精液时，从头到尾的全部精液都要留取）

» 颜色：均匀的灰白色

» 形态：胶冻状

» pH：7.2~8.0

» 精子密度：≥2000万/毫升

» 精子活力正常值：射精后60分钟内，不低于50%的精子具有向前运动能力（A级和B级），或不低于25%的精子具有快速向前运动的能力（A级）（注：精子活力分四个等级，A级为快速向前运动的精子，B级为慢速或呆滞向前运动的精子，C级为原地不动的精子，D级为死精）

» 精子存活率：≥70%

» 正常形态精子：≥15%

» 液化时间：室温下通常30分钟内完成

A级精子含量大于25%，A级和B级精子加起来数值一般大于50%，是正常的情况。

正常精液30分钟内液化。如果不液化，精子活动力会减弱，对怀孕有影响。

取精方式：取精器	黏稠度：较低	嗅味：正常	液化：液化	pH值：7.3
未排精天数：	精液量(ml)：2.0	液化时间(min)：14	稀释比：1:1	外观：灰白

被检精子总数(个)：	66	A级(快速前向运动)：	53.03
精子密度(百万/毫升)：	45.64	B级(慢速前向运动)：	16.67
活动精子总数(个)：	62	C级(非前向运动)：	24.24
精子活率(%)：	93.94	D级(极慢或不动)：	6.06

平均路径速度VAP(μm/s)：	20.39	直线运动精子活率(%)：	69.70
平均曲线速度VCL(μm/s)：	27.78	运动的线性度LIN：	50.64
平均直线速度VSL(μm/s)：	14.07	运动的前向性STR：	68.98
平均侧摆幅度ALH(μm)：	1.36	运动的摆动性WOB：	73.41
平均鞭打频率BCF(次/s)：	6.11	平均移动角度MAD：	19.25

样本精子总数：	91	百万	正常(个)：55	畸形(个)：11	畸形率(%)：16.7	
头部畸形：	5		尾部畸形：1	体部畸形：3	混合畸形：2	
红细胞：			白细胞：2	上皮细胞：	生精细胞：	

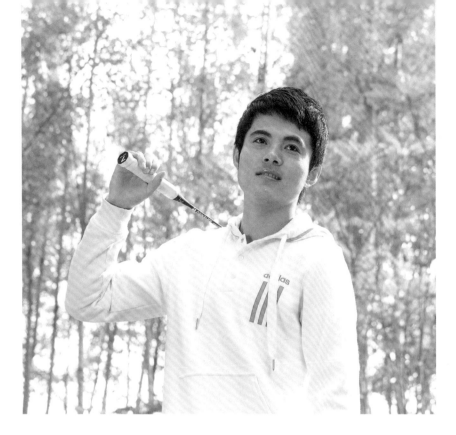

白细胞:增多见于生殖道炎症、结核、结石或恶性肿瘤并感染。

红细胞:增多见于精囊炎、生殖道结核、前列腺癌等。

不可不知的精子常识

高质量的精子是孕育健康宝宝的前提条件，所以男性得更了解精子的"秉性"，用健康合理的饮食和生活方式提高精子质量。

≫ 精原细胞分裂演变成精子，需要大量的营养物质，特别是蛋白质，所以备孕男性要注重优质蛋白质的摄取。叶酸和维生素E对提高精子质量有很大作用，所以也要补充充足的叶酸和维生素E。

≫ 精子从产生到成熟需要90天，所以至少要提前3个月戒烟、戒酒，并停止服用对精子有害的药物。长期吸烟的男性，精子数比不吸烟的男性减少20%~30%。受到尼古丁影响的精液，完全代谢完一般需要60天。

≫ 精子的成长要求睾丸温度比正常体温至少低0.5~1℃。精子不耐高温，在高温下会大量死亡，所以不宜洗桑拿浴或者泡温泉。

≫ 精子喜欢碱性环境，不耐酸。

≫ 成熟精子的最佳受精时间是48小时内，精子超过7天会大量死亡。如果长期节欲，积累的精子会老化、死亡，精子质量不高。

解读精液检查报告

量:少于2毫升或大于6毫升为异常，可能是睾丸功能不全、睾丸炎、精囊炎、前列腺切除术后、性行为过频等情况。

色:正常颜色为灰白色。精液棕红色表明含有多量红细胞，可能是精囊炎、生殖道炎症、肿瘤及其他原因所致出血。

酸碱度(pH):pH小于7.0或大于8.0时，精子活力明显下降。pH值下降见于前列腺液分泌过多或精囊液分泌减少等情况。

液化时间:通常在室温下30分钟内完成。如超过30分钟完全不液化或部分液化，就称为精液液化不良。

精子数:精子数下降，见于各种原因所致的男性不育症，包括生精能力下降、精液射出受阻及精子存活力降低等。

精子形态:畸形精子比率超过20%易导致不育。常见的畸形精子可分为下列数种: 大头、上头、尖头、梨形头、双头、无定形头、缺尾等。

活动精子百分率、精子速度:异常可导致不育症。

果糖:主要由精囊产生，是精子能量代谢的主要来源，与精子运动有关。精囊炎、雄激素不足及年龄偏大者精液果糖含量会下降。

产前检查，让孕期更安心

产前检查又称围产保健，能帮助准妈妈及时了解身体情况及胎宝宝的生长发育情况，保障准妈妈和胎宝宝的健康与安全。准妈妈需要提前了解整个孕期需要进行的产检项目，及时跟进检查，孕期才会更安心。

产前检查有哪些

　　一般情况下，第1次产检的最佳时间是在孕12周左右。4周后再进行第2次检查，在28周以前，平均每4周检查1次，28周以后每2周检查1次，36周后每周检查1次。有特殊情况的准妈妈可能还需要增加一些特殊的检查。

产检日历

产检频率	怀孕周数	检查项目
第1次产检	孕12周	血压、体重、甲状腺功能、B超、胎宝宝颈部厚度、心电图
第2次产检	孕16~20周	血压、体重、宫高、腹围、多普勒胎心、唐氏综合征筛查、血常规+血型（ABO+Rh）、尿常规、肝肾功能+乙肝两对半、血糖、血脂、丙肝抗体、梅毒反应素、HIV抗体
第3次产检	孕21~24周	血压、体重、宫高、腹围、多普勒胎心、妊娠糖尿病筛查、大畸形筛查
第4次产检	孕28~30周	血压、体重、宫高、腹围、多普勒胎心、血常规、尿常规
第5次产检	孕32~34周	血压、体重、宫高、腹围、多普勒胎心、血常规、尿常规、B超评估胎宝宝发育
第6次产检	孕36周	血压、体重、宫高、腹围、多普勒胎心、胎心监护、尿常规
第7次产检	孕37周	血压、体重、宫高、腹围、多普勒胎心、胎心监护、彩超、血常规、尿常规
第8次产检	孕38周	血压、体重、宫高、腹围、多普勒胎心、胎心监护、尿常规
第9次产检	孕39周	血压、体重、宫高、腹围、多普勒胎心、胎心监护、尿常规
第10次产检	孕40周	血压、体重、宫高、腹围、多普勒胎心、胎心监护、B超、凝血四项、血常规、尿常规

注： 每次产检的项目并非表中固定的，可根据情况适当调整安排。

第1次产检，建"小卡"

在孕12周左右就要做第1次产检，一般不超过孕3个月。准妈妈第1次产检时要建好"小卡"，即《孕产妇健康手册》。首先，准妈妈要在居住地街道居委会或计划生育办公室（计生办）办理《人口生育联系卡》，然后再去所属医院做常规检查，领"小卡"。

"小卡"不是用于做检查，而是建档案，记录一些基本信息，但医生也会在上面记录一些简单的孕期情况。"小卡"由准妈妈自己保存。如果是外地户口的准妈妈，还要去户口所在地办理准生证和流动人口婚育证明。

第16周建"大卡"

在16周左右做第2次产检时，准妈妈可去选定的生产医院建"大卡"。建"大卡"要准备夫妻双方身份证《孕产妇健康手册》（"小卡"）。具体细节根据所在地不同有所差别，建议准妈妈们在建"大卡"前做好咨询工作。

"大卡"是准妈妈产检信息的记录册，卡上的产检内容比较全面，一般由医院保存。

产检要关注的数字

项　目	数　据
首次检查时间	停经1个月后，或出现早孕反应时。目的是确定是否怀孕，是否是宫内孕
胎宝宝在母体内生长时间	约266天，但若按末次月经第1天开始计，约280天
产前检查时间	初次产检在怀孕后12周左右进行，孕28周前每月1次，孕28~36周每2周1次，最后1个月每周检查1次；有特殊情况及时检查，或听从医嘱
孕期体重增加总值	不宜超过12.5千克
血压	比孕期略低是正常的；如果血压高于140/90毫米汞柱，则可能是妊娠高血压
验尿	若验尿结果经常在两个+（++）以上，就表示可能有糖尿病
自觉出现胎动时间	妊娠16~20周内
胎动最频繁、最活跃的时间	妊娠28~34周内
胎动正常次数	每12个小时30~40次，最少不低于15次
胎心音正常次数	每分钟120~160次

记准检查时间

除了特殊情况下的专项检查，其他产检在孕几周做什么检查是相对固定的。虽然医生会提醒准妈妈，但准妈妈自身对此也应该了然于心，避免遗漏掉某项检查或者没有在最佳时间做检查。比如胎宝宝唐氏综合征产前筛查适合在孕15~20周做，错过了就没法补检。

一般来说，正常检查就能辨别准妈妈的健康状况和胎宝宝的发育状况，过分担心胎宝宝的安全，而进行更多额外的检查没有必要。

第一章 孕检到产检，知道越多越安心

第二章 十月怀胎

第三章 分娩

孕5~8周 血HCG和黄体酮测定

不是所有人都需要做。有些女性孕初期HCG比较低，用早孕试纸测出线条颜色比较浅，无法判断是否怀孕。此时可以去医院验血检查，通过分析HCG和黄体酮判断是否怀孕。通常来说，采用验血的方法是最准确的。未怀孕的女性，血HCG<5IU/L，在妊娠最初3个月，HCG水平每2.2±0.5天约升高1倍，黄体酮在孕期也会明显增高。另外，有过流产史、不易受孕的女性也需要做这项检查。

HCG在妊娠的前8周增值很快

HCG是人绒毛膜促性腺激素的英文缩写。目前妊娠早期诊断最常用的方式是测定血清或尿液中的HCG水平。HCG的主要功能是刺激黄体，有利于雌激素和黄体酮持续分泌，以促进子宫蜕膜的形成，使胎盘生长成熟。HCG在妊娠的前8周增值很快，以维持妊娠。大约孕8周以后，HCG逐渐下降，直到大约孕20周达到相对稳定。

由于HCG不受进食影响，所以随时可以检查，不需要空腹。

正常妊娠期间血HCG水平：

此处"妊娠周数"不等于"孕周"。
"妊娠周数"从卵子受精开始计算；"孕周"从末次月经第1天算。因此，要换算成孕周，要加上从排卵期倒推至末次月经第1天的时间。

卵子受精1天半左右到7天满。

妊娠周数	HCG（IU/L）
0.2~1周	5~50
1~2周	50~500
2~3周	100~5000
3~4周	500~10000
4~5周	1000~50000
5~6周	10000~100000
6~8周	15000~200000
2~3月	10000~100000

表中的数字是血HCG的水平，不是尿HCG的水平。一般而言，血HCG水平会高于同一时间点的尿HCG水平，但晨尿HCG水平接近于血HCG水平。

检验项目	英文	测定结果	单位	参考范围
孕酮	PROG	28.53	ng/ml	卵泡期 0.20-1.50 排卵期 0.80-3.00 黄体期 1.70-27.00 绝经期 0.10-0.80
人绒毛膜促性腺激素	HCG	87900	mIU/ml	0.00-6.00

mIU/ml等同于IU/L，所以看报告单时只看测定数值就可以了。

HCG和β-HCG有区别

有的医院给的报告单上写的是β-HCG，那么前面的血HCG水平就不适用了。HCG是由β-HCG和α-HCG两种成分组成。只有β-HCG才具有HCG特异性的结构，所以现在临床上大多以测定β-HCG为主。β-HCG与完整HCG的比值大约为3.1 : 12.5，因此，同一份血样里面检查出来的β-HCG值一定会小于HCG。这里要给准妈妈们提个醒，拿到报告单后，一定要看清是β-HCG还是HCG。

β-HCG是监测早孕的重要指标，受孕后7天β-HCG就有了明显的增高。通过β-HCG诊断是否怀孕有验尿和验血两种方式，验尿简单方便，在家里用验孕试纸就能检测，而验血需要去医院。不过验血的准确率更高，达到99%以上。

正常血β-HCG水平：

孕周	β-HCG (mIU/ml)
3~4周	9~130
4~5周	75~2600
5~6周	850~20800
6~7周	4000~100200
7~12周	11500~289000
12~16周	18300~137000
16~29周	1400~53000
29~41周	940~60000

不同时期黄体酮的正常值

黄体酮是人体天然分泌的一种孕激素，测定黄体酮的主要作用是确定卵巢有无排卵及了解黄体的功能。未婚女性黄体酮低很可能会不孕不育。准妈妈如果黄体酮过低，很可能流产。在孕期，黄体酮是促进胎宝宝早期生长发育的一种激素。

黄体酮不同时期的正常值：

测定时间	旧制单位正常值（ng/ml）	旧→新系数	法定单位正常值（nmo/l）	新→旧系数
卵泡期	0.2~0.6	3.18	0.6~1.9	0.3145
黄体期	6.5~32.2	3.18	20.7~102.4	0.3145
孕7周	24.5±7.6	3.12	76.4±23.7	0.32
孕9~12周	38.0±13.0	3.12	118.6±40.6	0.32
孕13~16周	45.5±14.0	3.12	142.0±43.7	0.32
孕17~20周	63.3±14.0	3.12	197.5±43.7	0.32
孕21~24周	110.9±35.7	3.12	346.0±114.4	0.32
孕25~34周	110.9±35.7	3.12	514.8±114.4	0.32
孕35周	202.0±47.0	3.12	630.2±146.6	0.32

注：不同医院的检验单位可能会不同，以上数据仅供参考。

HCG和黄体酮协同作用

HCG和黄体酮协同作用，一方面让胚胎获得养分，另一方面保证胚胎的安全，所以缺一不可。HCG翻倍不好，胚胎就会缺少养分，可能会发育迟缓甚至停育。黄体酮不够，胚胎就会着床不稳，造成出血甚至流产。一般在医院检查，若出现以上的问题，除了服药，静养也非常重要。静养可以使血流量尽量不分配到四肢，这样流向子宫的血流就会增加，可以保证胎宝宝的营养。根据HCG和黄体酮的含量，医生会建议补充黄体酮，检测胎宝宝的发育情况。

孕5~8周 B超确定胎囊位置，排除宫外孕

一般情况下，孕期只需做4~5次B超。如果是高危准妈妈，或被怀疑有胎盘前置等妊娠异常的情况，要根据情况适当增加1~2次。通过B超监测，可发现准妈妈孕期可能出现的不良症状，并观察胎宝宝的发育状况，能够及早发现问题。

超声检查报告

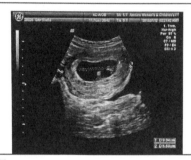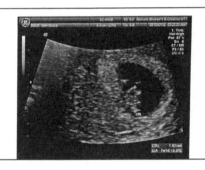

超声所见：

子宫前位，7.0×9.0×5.8cm大小，宫腔内可见胎囊，3.5×5.7×1.6cm大小，孕囊内可见胎芽、芽长1.0cm，可见卵黄囊及心管搏动，胎心率161次/分；胎囊左侧可见条带状暗区，范围约3.2×0.5cm。子宫肌层回声尚均匀。

双附件区：双附件区未见明显异常回声。

胎囊：只会在孕早期看到。胎囊3.5厘米×5.7厘米×1.6厘米指的是长×宽×高的数据。

原始心管搏动、胎心率：原始心管搏动即胎心，是提示胎宝宝在子宫内存活与否的重要指标。有胎心为正常，无胎心为异常。胎心率正常为每分钟120~160次。通常，在正常范围内，胎龄越小胎心频率会略快一些。

超声提示：

宫内早孕 活胎
超声估计孕7周+1天
宫腔积液

从以上结果看，宫内可见胎囊、胎芽和胎心搏动，根据胎囊的大小和胎芽长度判断为已经怀孕7周+1天，宫内早孕。

胎囊、胎芽、胎心、胎盘

胎囊:即孕囊。只在孕早期出现，位于子宫的宫底、前壁、后壁、上部或中部。形态圆形或椭圆形、清晰的为正常；不规则形、模糊，位于子宫下部的为异常。伴有腹痛或阴道流血时，则有流产的征兆。孕6周时，胎囊的检出率为100%。在孕6周时，胎囊直径约2厘米，孕10周时约5厘米。

胎芽:孕2月以前的胚胎也称为胎芽，做B超检查可以看到胎芽为正常。如果有胎囊而没有胎芽，在排除末次月经记错的情况下，就说明胚胎有问题，没有必要盲目保胎。

胎心:孕2月，通过B超检测到胎心为正常。最早可以在6~8周(从末次月经第1天算起)观察到。要是第10周还未检测到，在排除末次月经记错的情况下，可以诊断为胚胎停止发育。

胎盘:胎囊消失后，见到月牙形的胎盘形成为正常。

孕4~12周B超可见

孕周	胎宝宝身长（厘米）	B超所见
4周	1	此时B超检查还看不出怀孕的迹象
5周	1.2	B超可见小胎囊，并见胎芽及胎心跳
6周	1.6	B超胎囊清晰可见，并见胎芽和胎心跳
7周	1.8	B超能清楚看见胎芽和胎心跳，胎囊约占宫腔的1/3
8周	2	B超可见胎囊约占宫腔的1/2，胎宝宝形态及胎动清晰可见，并可看见卵黄囊
9周	2.5~4.2	B超可见胎囊几乎占满宫腔，胎宝宝轮廓更加清晰，胎盘开始出现
10周	4.5~6.3	B超可见胎囊开始消失，形成月牙形胎盘，胎宝宝活跃在羊水中
11周	6.5~8.0	B超可见胎囊完全消失，胎盘清晰可见
12周	9	B超测双顶径，明显的畸形能诊断

孕8周前 甲状腺功能筛查

甲状腺的主要功能是产生和分泌甲状腺激素，促进机体新陈代谢和生化反应的速率。如在孕前检查出甲状腺功能亢进症（简称甲亢），建议治愈后再怀孕。而在孕期，准妈妈如果出现了甲状腺功能减退症（简称甲减），对胎宝宝的影响比患甲亢更大，容易引起流产和胎宝宝围生期死亡，所以孕检和产检中的甲状腺功能筛查不容忽视。

孕早期做检查

孕早期是胎宝宝大脑的第一个快速发育期，此时胎宝宝自身的甲状腺功能尚未建立，所需要的甲状腺激素完全依赖准妈妈提供。如果在此时期准妈妈体内甲状腺激素持续低下水平（即甲减），就会影响胎宝宝的脑发育，甚至造成不可逆的损害。所以孕早期的甲状腺功能筛查很有必要，最好是在孕8周之前做检查。

甲状腺素（T4）：是甲状腺的主要分泌物。增高见于甲亢、某些急性甲状腺炎等；降低见于甲减、肾病综合征、慢性肝炎等。

三碘甲状腺原氨酸（T3）：是甲状腺素对各种靶器官作用的主要激素。增高见于甲亢、缺碘性甲状腺肿；降低见于甲减、低甲状腺素结合球蛋白血症等。

检验项目	结果	提示	参考范围（周期）	单位
三碘甲状腺原氨酸	1.59		1.30 ～ 3.10	nmol/L
甲状腺素	106.2		66.0 ～ 181.0	nmol/L
游离三碘甲状腺原氨酸	3.9		2.8 ～ 7.1	pmol/L
游离甲状腺素	16.6		12.0 ～ 22.0	pmol/L
促甲状腺激素	4.010		0.270 ～ 4.200	uIU/ml
抗甲状腺球蛋白抗体	378	↑	<115	IU/ml
抗甲状腺过氧化物酶抗体	204	↑	<34	IU/ml

促甲状腺激素（TSH）：是腺垂体分泌的促进甲状腺生长和功能的激素，正常值是0.5～5.0mIU/L。TSH增高时可能有原发性甲状腺功能减退、高碘性甲状腺肿等症状及服用抗甲状腺药物。减低可能有垂体性甲状腺功能低下、慢性甲状腺炎、突眼性甲亢、抑郁症等症状。如果是备孕，这项值应该控制在2.5mIU/L以下。而怀孕后，应该立即复查，以便能及时控制这项指标，防止导致胚胎停育。

游离甲状腺素（FT4）：与FT3一样都是反映甲状腺功能的主要指标，正常值是8.56～25.6皮摩尔/升。甲亢时增高，甲减时减低。这项值对甲亢的诊断价值仅次于FT3，对甲减的诊断价值较大。

游离三碘甲状腺原氨酸（FT3）：是反映甲状腺功能的主要指标，正常值是2.16～6.78皮摩尔/升。甲亢时增高，甲减时减低。这项值对甲亢的诊断价值最大，但对甲减的诊断价值较小。

孕11~14周 NT早期排畸检查

NT（Nuchal Translucecy）是胎宝宝颈部透明层的英文缩写，是孕11~14周围绕在胎宝宝颈项后部流动性的透明蛋白膜。胎宝宝颈部透明层厚度与唐氏综合征缺陷正相关，所以被认为是筛查唐氏儿最有效的早期指标。这项检查并不是孕期必做的项目，可以根据自己情况和医生的建议进行选择。

在孕11~14周检查

NT检查最好在孕11~14周做，比唐氏综合征的检查时间更早。超过14周，胎宝宝皮下的积水可能会被正在发育的淋巴系统吸收，检查会不准确。在孕11~14周，98%~100%的胎宝宝可以检测出NT厚度，而过了14周就会降低到11%。

测量值小于3毫米为正常

NT检查主要通过B超来进行测定，最终测量值小于3毫米为正常，超过3毫米就要考虑做进一步检查，比如羊膜腔穿刺等。NT检查配合抽血化验，唐氏综合征的检出率能达到85%以上。

检查结果为高危风险怎么办

即使检查结果呈现高危风险，绝大多数准妈妈也会生下健康的宝宝。诊断胎宝宝是否患有唐氏综合征或其他缺陷的方法就是做绒毛活检或羊膜腔穿刺。NT检查的一个好处就是它的检查时间比较早，一旦检查出问题，还可以做绒毛活检，并提早知道结果。如果准妈妈不确定该怎么做，也可以直接咨询医生，等到孕16周后做羊膜腔穿刺。

检查图象：

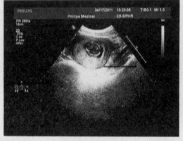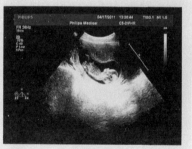

检查所见： 宫内胎儿双顶径2.0cm，头围8.55cm，腹围7.34cm，脊柱排列未见异常，股骨长0.9cm，肱骨长0.87cm，胎心169次/分，胎动好，胎儿颈后透明隔（NT值）厚度：1.2mm。
胎盘后壁，厚1.4cm，内部回声均匀。
羊水暗区深：2.5cm　　透声好

检查提示： 宫内中孕，单活胎
超声孕周：13周4天

在这张彩超检查报告单中，胎宝宝颈部透明层的厚度为1.2毫米，在正常范围内。表示胎宝宝出现唐氏综合征的风险很低，准妈妈可以放心。

孕15~20周 胎宝宝唐氏综合征产前筛查

唐氏综合征又称21-三体综合征，是一种常见的染色体疾病。患上唐氏综合征的宝宝被称为"唐氏儿"。胎宝宝唐氏综合征产前筛选检查（简称"唐氏筛查"）的目的，就是为了计算胎宝宝是唐氏儿的危险系数，在一定程度上规避生出先天愚型宝宝的风险。

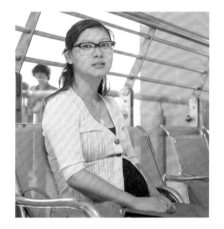

检查的最佳时间是孕15~20周

如果错过了最佳时间，则无法补检。如果准妈妈错过筛查，但年龄小于35岁，并且孕期很正常，没有必要去补做羊膜腔穿刺。如果准妈妈年龄大于35岁，并漏检唐氏筛查，建议通过羊膜腔穿刺抽羊水或无创DNA测定来做唐氏儿测定。

唐氏筛查怎么做

唐氏筛查需要抽取准妈妈2毫升静脉血，通过检测血清中甲胎蛋白(AFP)、人绒毛膜促性腺激素(hCGb)和游离雌三醇(uE_3)的浓度，并结合准妈妈的预产期、年龄、体重和采血时的孕周等，计算生出唐氏儿的危险系数。准妈妈一般在检查2周后就能拿到检查的结果。

唐氏筛查报告单怎么看

唐氏筛查报告单主要看两部分，第一部分是甲胎蛋白(AFP)、人绒毛膜促性腺激素(hCGb)和游离雌三醇(uE_3)的浓度是否在正常范围内，第二部分是唐氏儿的风险计算结果。

甲胎蛋白(AFP)浓度的校正MoM（中位数倍数）参考范围为0.7~2.5U/mL，人绒毛膜促性腺激素(hCGb)浓度的校正MoM参考范围是0.4~2.5U/mL，游离雌三醇(uE_3)的参考范围在孕早期是0~300ng/L，孕中期是1000~8000ng/L。

在风险计算结果中，21-三体综合征的风险截断值为1∶270。例如准妈妈的21-三体综合征的风险值是1∶40000，这表示在40000个具有相同数据的准妈妈中，仅有一人的胎宝宝有患唐氏儿的危险，就表示危险度较低。18-三体综合征筛查的正常风险截断值应低于1∶350。在报告单上，筛查结果"低风险"即表明低危险，准妈妈大可放心。

 "高危"不等于唐氏儿

如果检查的结果为"高危"，并不代表胎宝宝就一定患了唐氏综合征，这只是可能发生的概率，还需要进一步确诊。唐氏筛查只是个筛查实验，不是确诊实验，它的准确率约80%。目前产前诊断最常用的技术是羊膜腔穿刺术，即在B超指引下，将穿刺针通过准妈妈腹部刺入羊水中，抽取羊水，对胎宝宝细胞进行染色体分析。羊膜腔穿刺适宜在孕16~20周进行。

有些准妈妈或家属可能会对羊膜腔穿刺术的安全性有疑虑，但是据统计，此项技术造成的流产率仅为0.5%。除羊膜腔穿刺术外，进行产前诊断的技术还有绒毛活检、胎儿脐静脉穿刺、胎儿镜检查、无创DNA检测等。

甲胎蛋白（AFP）：是女性怀孕后胚胎干细胞产生的一种特殊蛋白，可以维护正常妊娠，保护胎宝宝不受母体排斥，有保胎的作用。AFP参考范围为0.7~2.5U/mL。

人绒毛膜促性腺激素（hCGb）：即β-HCG。其值小于HCG，不要误当成了HCG。

游离雌三醇（uE₃）：参考范围在孕早期是0~300ng/L，孕中期是1000~8000ng/L。

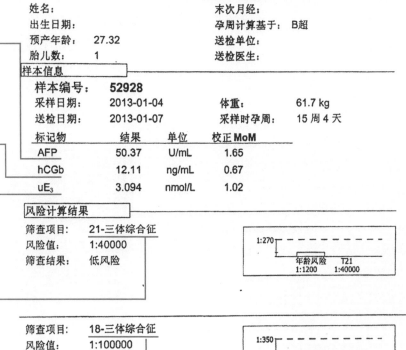

血清学产前筛查报告单 病例号：

姓名：			末次月经：	
出生日期：			孕周计算基于：	B超
预产年龄：	27.32		送检单位：	
胎儿数：	1		送检医生：	

样本信息

样本编号：	**52928**			
采样日期：	2013-01-04		体重：	61.7 kg
送检日期：	2013-01-07		采样时孕周：	15 周 4 天

标记物	结果	单位	校正 MoM
AFP	50.37	U/mL	1.65
hCGb	12.11	ng/mL	0.67
uE₃	3.094	nmol/L	1.02

风险计算结果

筛查项目：	21-三体综合征
风险值：	1：40000
筛查结果：	低风险

1:270 ---- 年龄风险 T21 1:1200 1:40000

筛查项目：	18-三体综合征
风险值：	1：100000
筛查结果：	低风险

1:350 ---- 年龄风险 T18 1:11000 1:100000

筛查项目：	开放性神经管畸形(NTD)
风险值：	
筛查结果：	低风险

21-三体综合征：风险截断值为1：270。此项检查结果为1：40000，远低于风险截断值，表示患唐氏综合征的概率很低。

18-三体综合征：风险截断值为1：350。此项检查结果为1：100000，远低于风险截断值，表示患爱德华氏综合征的概率很低。

低风险："低风险"表示低危险，"高风险"表示高危险。即使结果出现了高风险，准妈妈也不需要惊慌。高风险人群中也不一定都会生出唐氏儿，需要进行羊水细胞染色体核型分析确诊。

说明：产前筛查低风险，只表示您的胎儿发生该种先天异常的机会较小，并不能完全排除这种异常或其他异常的可能性；产前筛查高风险，表明您的胎儿发生该种先天异常的可能性较大，需要进一步检查确诊，请到我院产前诊断门诊咨询。

第一章 孕检到产检，知道越多越安心

第二章 十月怀胎

第三章 分娩

孕21~24周 B超大排畸

在孕21~24周再复查一次B超，通过B超能够比较清晰地了解胎宝宝组织器官发育的情况，从而了解胎宝宝是否存在畸形。如有畸形，此时终止妊娠是比较适宜的。

读懂报告单上的数据

BDP（双顶径）：是胎宝宝头部左右两侧之间最宽部位的长度。孕中期以后，在推算胎宝宝体重时，也需要测量BDP。孕5月以后，双顶径基本与怀孕月份相符合。比如，孕7月时，双顶径约为7厘米；孕8月时，双顶径约为8厘米；孕足月时应达到9.3厘米或以上。

HC（头围）：是测量胎宝宝头的一周的长度数值，用于确认胎宝宝的发育状态。

S/D指数：是胎宝宝脐动脉收缩压与舒张压的比值，正常情况下，随着孕周增加，S下降，D升高，比值下降，近足月妊娠时S/D小于3。

AC（腹围）：也称腹部周长，是胎儿腹部一周的长度。

FL（肱骨长）：上腕骨的长轴，用于推断孕中、晚期的妊娠周数。

LV（侧脑室）：正常应在1厘米以下，1~1.5厘米为轻微危险，1.5厘米以上就有点危险了。

超声检查报告

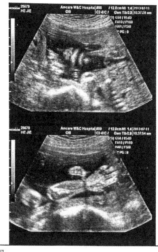
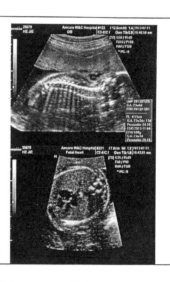

超声所见：

胎儿：头位　BPD 5.7cm　　　HC 21.4cm　　　LV 0.4cm
　　　AC 19.0cm　　　　　　HC/AC 1.13
　　　FL 4.1cm　　　　　　　脐动脉 S/D=3.28
胎心率：154 次/分
羊水：最大深度 5.7cm
胎盘：位于子宫前壁，下缘位置不低。
其他：胎儿口唇外形及鼻未见明显异常。胎儿颅内结构未见明显异常。
　　　心脏四腔心存在，胃泡、膀胱充盈，双肾可显示，未见明显异常。
　　　脊柱排列整齐，四肢存在，可见活动，双上肢尺、桡骨及双下肢胫、腓骨均可见，未见明显异常。
　　　胎儿可见两根脐动脉回声；脐带与腹壁连接处可见，未见明显异常。
　　　胎儿颈周可见脐带环状血流。

胎盘： 胎盘位置在子宫的宫底、前壁、后壁、上部、中部都属正常，形态圆形或椭圆形、清晰为正常。

羊水深度： 羊水3~7厘米为正常，超过7厘米提示羊水过多，少于3厘米提示羊水过少。羊水过多或过少都是异常的。

脐带： 在正常情况下，脐带应漂浮在羊水中，如果在胎宝宝的颈部见到脐带影像，可能为脐带绕颈。

三维彩超和四维彩超

简单说，普通B超就像是黑白照片，彩超就是高清晰度的黑白B超再加上彩色多普勒。二维彩超并非彩色照片，左图一般显示子宫情况，为黑白色，右边胎宝宝图像会有显示血管信息的红色和蓝色等；三维彩超的颜色是土黄色；而四维彩超就像是摄像机拍的录像。

监测胎宝宝的发育

准妈妈定期去医院进行彩超检查，可以观察到宝宝的成长过程，看到宝宝的面部和生理变化，这是一件令人激动的事情。此外，彩超还可以检查胎盘、羊水及脐带的变化。

作为诊断胎宝宝畸形的手段之一，彩超为早期诊断胎宝宝先天性体表畸形和先天性心脏疾病提供准确的科学依据。比如，可诊断胎宝宝是否唇腭裂，有无脑积水、肾积水，羊水是否过少或过多等。

彩超不会对胎宝宝有影响

彩超可用来监测胎宝宝的发育情况，在整个怀孕期间一共需要做3~4次彩超。彩超对胎宝宝没有辐射。准妈妈如果有妊娠期并发症，做彩超的次数会相应增加。相对于X线等放射性检查来说，彩超对胎宝宝是没有影响的，准妈妈不必担心。

孕24~28周时三维彩超排畸

胎宝宝24周左右正是大脑突飞猛进的发育时期，这个时期胎宝宝的身体结构已经形成，宝宝的大小及羊水适中，在子宫内的活动空间较大，胎宝宝骨骼的回声影响比较小，B超图像也比较清晰。此时医生会为准妈妈安排一次三维彩超排畸检查。

孕26~30周做四维彩超

做四维彩超最佳的时间是在孕26~30周之间。在这个阶段胎宝宝的基本发育已经完，而且胎宝宝大小和羊水量都很适合进行四维彩超。在这个时候做四维彩超，得到的图像比较清晰。

在孕26周之前，胎宝宝皮肤下的脂肪还非常少，所以脸部的骨骼会透过皮肤突显出来。而孕30周以后，胎宝宝的头可能会进入骨盆，这样就看不到他的脸了。

准妈妈在做B超之前，需要憋尿才能检查，但是做四维彩超不需要憋尿，只要准妈妈选择

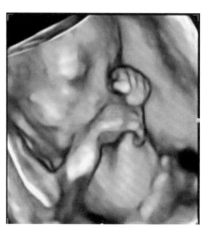

四维彩超中能清晰地看到胎宝宝面部表情，还能诊断是否有体表畸形。

合适的服装即可，比如可穿准妈妈裤。

由于四维彩超主要是为了检查胎宝宝是否有异常，医生会仔细地对每个部位做检查，包括头部、大脑、心脏、肾、脊柱、骨骼等，如有唇裂、脊柱裂、骨骼发育不良等异常，可以尽早地进行治疗，因此检查时间可能会较长，大概需要40分钟左右，准妈妈对此要做好心理准备。

孕24~28周　妊娠糖尿病检查

妊娠糖尿病的早期症状很轻微，很难察觉到，所以准妈妈一定要重视检查。准妈妈即使出现了妊娠糖尿病，大多数也能在产后恢复正常糖代谢功能。但不加控制的话，就会给准妈妈和胎宝宝带来很大危害，而且将来患糖尿病的风险会大大增加。

在孕24~28周之间进行

检查前空腹12小时，将50葡萄糖粉溶于200毫升水中，5分钟内喝完，喝第一口开始计时，1小时后抽查血糖，血糖值≥7.8mmol/L为异常，要进一步做葡萄糖耐量试验。

一次就通过的小秘密

检查当天早晨，不能吃东西、喝饮料、喝水。喝葡萄糖粉的时候，准妈妈要尽量将糖粉全部溶于水中，5分钟内喝完。如果倒糖粉时不小心撒了一些或喝的过程中洒了一部分糖水，都会影响检测的正确性，建议改天重新检查。

50克葡萄糖筛查试验

很多准妈妈在做50克葡萄糖筛查时，会出现通不过的问题。这不是准妈妈有问题，而是前一天吃了过甜的甜食，比如西瓜、鲜榨果汁等。因此，在检查前几天要适当控制糖分的摄入，但也不要一点甜东西都不吃，不然就反映不出真实结果了。

姓名：NAME：　　　　性别 SEX：女　年龄 AGE：　岁　临床诊断 CLI. IMP.：　　编号 LAB. NO：　　　科别 DEPT.：　　　床号 BED NO：　　　住院/门诊号 I.P./O.P. NO：　　　标本 SPECI.：			
分析项目	**结果**	**参考范围**	**单位**
服糖后1小时　　　　　Glu	8.93	<10	mmol/L

↓

1小时后抽查血糖，血糖值≥7.8mmol/L为异常，要进一步做葡萄糖耐量试验。

75克葡萄糖耐量试验

75克葡萄糖耐量试验也要在早上空腹采血检查，然后口服葡萄糖。不同的是糖耐量试验是将75克葡萄糖粉溶于300毫升水中，在口服后1小时、2小时和3小时分别采一次血进行检查。正常值分别为不高于5.1毫摩尔/升、10.0毫摩尔/升、8.5毫摩尔/升、6.7毫摩尔/升，如果试验结果中有两项或两项以上的血糖高于正常范围，就可诊断为妊娠糖尿病。

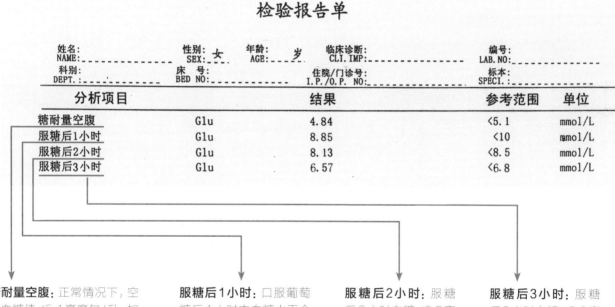

检验报告单

| 姓名 NAME： | 性别 SEX：女 | 年龄 AGE：岁 | 临床诊断 CLI. IMP： | 编号 LAB. NO： |
| 科别 DEPT.： | 床 号 BED NO： | | 住院/门诊号 I.P./O.P. NO： | 标本 SPECI.： |

分析项目		结果	参考范围	单位
糖耐量空腹	Glu	4.84	<5.1	mmol/L
服糖后1小时	Glu	8.85	<10	mmol/L
服糖后2小时	Glu	8.13	<8.5	mmol/L
服糖后3小时	Glu	6.57	<6.8	mmol/L

糖耐量空腹： 正常情况下，空腹血糖值<5.1毫摩尔/升，如果低于2.8毫摩尔/升，就是低血糖了。

服糖后1小时： 口服葡萄糖后1小时内血糖水平会迅速上升，但要<10.0毫摩尔/升。

服糖后2小时： 服糖后2小时血糖<8.5毫摩尔/升。

服糖后3小时： 服糖后2小时血糖<6.8毫摩尔/升。

孕29~32周 妊娠高血压综合征筛查

妊娠高血压综合征多发在孕5月以后，如果血压（BP）超过140/90毫米汞柱，或比基础血压高出30/15毫米汞柱，并伴有水肿、蛋白尿，就可诊断为妊娠高血压综合征。准妈妈如果有妊娠高血压综合征，就会严重影响自身和胎宝宝的健康。

妊娠高血压综合征的分类

妊娠高血压综合征包括妊娠期高血压、先兆子痫（子痫前期）、子痫、慢性高血压并发先兆子痫以及慢性高血压，共5类。

分类	临床表现
妊娠期高血压	血压≥140/90毫米汞柱，在孕期出现，产后12周内恢复正常；尿蛋白（-）；准妈妈可伴有血小板减少或上腹部不适；产后才能确诊
先兆子痫（子痫前期）	孕20周后出现血压≥140/90毫米汞柱，且尿蛋白≥0.3克/24小时或（+）；可伴有上腹部不适、头痛、视力模糊等症状
子痫	抽搐甚至昏迷，伴有面肌紧张、牙关紧闭、眼球固定、意识丧失等症状
慢性高血压并发先兆子痫	高血压准妈妈孕20周之前无尿蛋白，孕20周后出现尿蛋白≥0.3克/24小时；或孕20周之前突然出现尿蛋白增加、血压进一步升高或血小板减少（<100×10^9/升）
慢性高血压	孕前或孕20周之前检查发现血压升高，但在孕期无明显加重；或孕20周后首次诊断高血压，并持续到产后12周

妊娠高血压综合征的原因

准妈妈在孕中晚期热量摄入过多、贫血、肥胖，或有家族病史，或高龄、双胞胎、葡萄胎、患有慢性肾炎或糖尿病等，都容易诱发妊娠高血压综合征。

三大主要症状：高血压、蛋白尿、水肿

三大主要症状或者三者皆有，或只有其中之一或之二。

高血压：血压超过140/90毫米汞柱，或比基础血压高出30/15毫米汞柱，间隔6小时以上重测依然高，就表示为高血压。

水肿：以踝部、小腿、大腿、腹部、背部、面部最为明显，可能有凹陷性水肿，准妈妈的体重急剧增加，每周增加量超过500克。

蛋白尿：尿蛋白测定在"+"以上，或24小时尿蛋白定量≥0.3克，妊娠期高血压合并蛋白尿被称为先兆子痫。

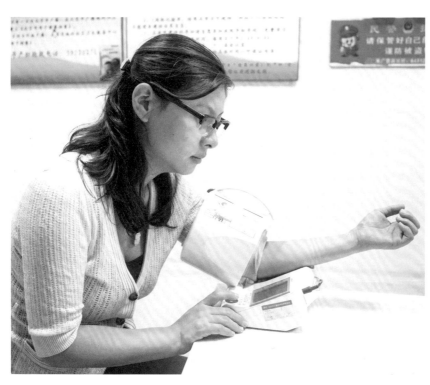

每天早晚测一次血压，并做好记录，每1~2周去医院做一次血压检查，听取产科医生和营养医生的指导，这是监测和控制妊娠高血压的有效方法。

孕32周后是多发期

在孕20周以后，尤其是在孕32周以后，是妊娠高血压综合征的多发期，准妈妈需要做翻身试验、平均动脉压测定、血液黏稠度检查和尿钙测定，共4项筛查。

翻身试验（ROT）：测定方法是测准妈妈左侧卧位的血压，直至血压稳定后，翻身仰卧5分钟再测血压，如果仰卧位的舒张压比左侧卧位的高20毫米汞柱，提示有发生先兆子痫的倾向。

平均动脉压测定（MAP）：计算公式为MAP=（收缩压+2×舒张压）÷3。当MAP≥85毫米汞柱时，表示有发生先兆子痫的倾向。

血液黏稠度检查：如果血细胞比容≥0.35、全血黏度>3.6、血浆黏度>1.6时，提示有发生先兆子痫的倾向。

尿钙测定：如果有妊娠期高血压综合征，尿钙的排泄量明显降低，尿Ca/Cr比值≤0.04，提示有先兆子痫的倾向。

妊娠高血压应怎样调养

妊娠高血压轻者可无症状或有轻度头晕，血压轻度升高伴有水肿；重者出现头痛、眼花、恶心呕吐、血压明显升高、蛋白尿增多、水肿明显。

轻度妊娠高血压的准妈妈可以通过在家休息、保证充足睡眠、增加营养的方法保守治疗。重者或者有症状的准妈妈则需要住院治疗。

准妈妈应合理饮食与休息，进食富含蛋白质、维生素、矿物质的食物，减少动物脂肪和盐分的摄入。保证充足的休息和保持愉快的心情，坚持左侧卧位可增加胎盘的供血。

血压偏高时，可以喝点芹菜汁来降压。将芹菜洗净切段，放入榨汁机中榨成汁饮用即可。芹菜所含的维生素P可以降低毛细血管通透性，增加血管弹性，有降压的作用。

此外，每天补钙1~2克具有预防妊娠高血压的作用。

孕33~34周 评估胎宝宝体重、胎心监护

　　胎心监护是胎心、胎动、宫缩图的简称，能记录下瞬间胎宝宝心率的变化，而通过胎心瞬间变化的信号曲线图形，医生能及时了解到胎动时、宫缩时胎心的反应，以此来诊断宫内的胎宝宝有无缺氧症状。

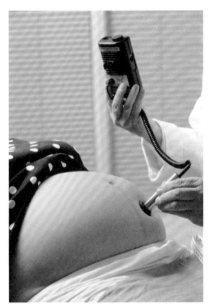

将涂上耦合剂的探头贴紧腹壁，稍用一点力，能避免空气造成的杂音。

胎宝宝体重估算值Y（克）公式

公式1

　　Y=-4973.72+260.69HC

公式2

　　Y=-2686.60+171.48AC

公式3

　　Y=-2232.56+747.42FL

公式4

　　Y=-2513.51+1049.90FTH

公式5

　　Y=-5168.32+100.97HC+110.86AC+143.09FL+331.43FTH

　　公式5最准确。公式中Y表示胎儿体重的估算值（克），HC表示头围，AC表示腹围，FL表示股骨长，FTH表示胎儿腿部皮下脂肪厚度。参数可以从B超单上得到。

每次胎心监护时间约20分钟

　　孕期满12周后，也就是从孕中期开始，准妈妈就可以每月定期监测胎心的变化，可以选择去医院进行胎心监护，也可以选择在家做胎心监护。而到了孕35周以后，需要每周做1次胎心监护，直到宝宝顺利分娩。

　　每次胎心监护的时间大约是20分钟。如果发现异常，可以适当延长监护时间。对于高危准妈妈，在孕35周以后，需住院监护胎心，如果有必要，每次监测的时间可以超过1个小时。

✚ 听诊器、胎心仪、胎语仪

　　做胎心监护一般有三种仪器可供选择：听诊器、胎心仪、胎语仪。

　　听诊器：很常见，且价格便宜，但用来寻找胎心位置，对技术要求比较高，声音较小，一般不易听到。

　　胎心仪：采用多普勒听诊技术，可以用来听胎心，有的可以通过LED或液晶屏显示胎心率。

　　胎语仪：属于智能设备，也是采用多普勒听诊技术，基本能够达到在家监测胎心的标准，用来听、录胎音，计数心率和胎动，绘制监护曲线，让医生远程听胎心等。胎语仪需要通过和手机应用连接，苹果手机和安卓手机都可以。

看懂胎心监护图

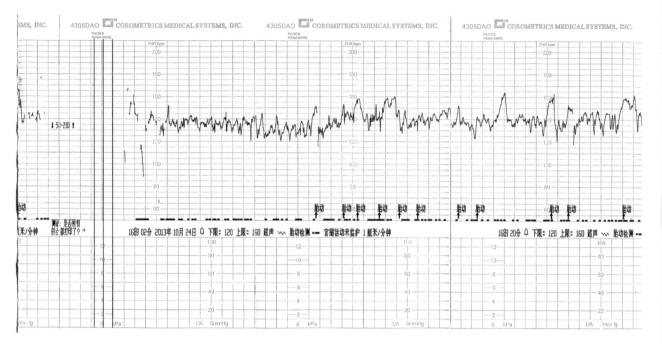

胎心监护图上主要是两条线，上面一条是胎心率，下面一条为宫内压力。

正常情况下胎心率，在120~160次/分钟之间波动。基础心率线一般表现为一条波形曲线，出现胎动时心率会上升，出现一个向上突起的曲线，胎动结束后会慢慢下降。胎动计数≥30次/12小时为正常，胎动计数<10次/12小时提示胎宝宝缺氧。宫内压力在宫缩时会增高，随后会保持20毫米汞柱左右。

胎心率如果超出120~160次/分钟，未必表示就有问题，医生会根据胎心监护图进行评分，8~10分为正常，7分以下为异常。出现异常时，医生会及时进行下一步处理。

在家做胎心监护

以家用胎心仪为例，介绍胎心监护的方法：

1. 平躺，放松心情。

2. 在腹部涂抹耦合剂。由于超声波在空气中极易散失，所以耦合剂的作用是挤出皮肤毛孔中的空气，使探头与皮肤紧密接触。如果没有耦合剂，水或食用油也可以。

3. 寻找胎心位置。将耳机插入胎心仪的耳机插孔，或直接收听。然后将探头紧贴腹壁，要稍微用一点柔力，防止探头和肚皮间存有空气造成噪音。在孕6月时，以与肚脐平齐为基准，左右下各10~20厘米转移。在孕7~8月时，找胎心的位置先在腹部的各左右下方，然后各左右上方，再各左右中。

4. 胎心监护。找到正确的胎心位置，让胎心仪探头接收到稳定连续的胎心信号，此时显示的数值才是可取的。一般每次听1~2分钟，计算1分钟胎宝宝的心跳次数，120~160次为正常。

第一章 孕检到产检，知道越多越安心

第二章 十月怀胎

第三章 分娩

尿常规

　　随着子宫的一天天增大，膀胱、输尿管受到压迫，尿液排出不畅，准妈妈的泌尿系统很容易滋生细菌，出现尿路感染。尿常规有助于及时诊断这些泌尿系统疾病，还能了解准妈妈的肾脏情况，对妊娠糖尿病、妊娠高血压综合征等有很好的筛查作用。尿常规主要是通过尿液分析仪和显微镜人工镜检来进行分析检测的。

检查哪些项目

　　尿常规通过检测尿液酸碱度、尿比重、尿胆原、葡萄糖、白细胞、尿蛋白、尿糖、胆红素、酮体、红细胞、尿亚硝酸盐、尿液颜色等指标，来判断尿液是否正常，准妈妈是否存在健康隐患。

尿常规检查无需空腹

　　在孕前3个月需要做1次尿常规检查。孕期里，一般在孕8月之前每月1次，孕8~9月2周1次，孕10月每周1次。可取一天中任何时间段的尿液送检，对检验结果无影响。尿常规检查无需空腹。

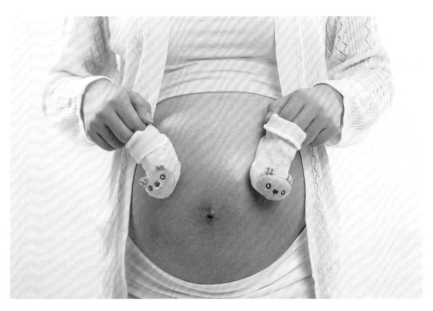

逐渐增大的子宫会压迫膀胱和输尿管，准妈妈很容易出现尿路感染，及时做尿常规检查有助于防治泌尿系统疾病。

收集尿液标本的规范

　　在做尿常规检查时，注意收集尿液标本的正确规范，是保证尿常规检查结果的准确性的关键。

　　1.尿常规检查时，留取尿液不少于10毫升。

　　2.最好留取中段尿液。尿液分为前段、中段、后段，因前段和后段的容易被污染，因此，做尿常规和尿细菌学检查时，一般都留取中段尿液。

　　3.如果阴道分泌物较多，可以用干净的纸巾将阴道口遮挡，以免"污染"尿液，影响检查结果。

　　4.应使用清洁干燥的容器留取尿液，即医院提供的一次性尿杯和尿试管。

　　5.留取的尿液应尽快送实验室检查，因为时间过长会有葡萄糖被细菌分解、管型破坏、细胞溶解等问题出现，影响检查结果的准确性。

检查结果怎么看

在这份尿常规报告单中，尿胆原的结果为Norm（Normal的缩写），表示正常。胆红素、酮体、潜血、尿蛋白、亚硝酸盐、白细胞、葡萄糖的结果都是Neg（Negative的缩写），表示呈阴性，属于正常。尿比重1.025和酸碱值6.00都在正常范围内。

蛋白：正常结果为阴性，在报告单上写的"Neg"，意思是阴性的、否定的，大多数情况下表示检查结果正常。如果显示阳性，提示有患妊娠期高血压疾病、肾脏疾病的可能。

酮体：正常结果为阴性，在报告单上写的"Neg"，意思是正常的。如果结果为阳性，提示准妈妈可能患有妊娠糖尿病或因妊娠反应而出现激烈呕吐、子痫等。

尿胆原：正常结果为3.2~16微摩尔/升。

分析项目		结果	参考范围	单位
尿胆原	UBG	Norm	3.20-16.00umol/L	
胆红素	BIL	Neg	阴性(-)umol/L	
酮体	KET	Neg	阴性(-)mmol/L	
潜血	BLD	Neg	阴性(-)Ery/ul	
蛋白	PRO	Neg	阴性(-)g/L	
亚硝酸盐	NIT	Neg	阴性(-)	
白细胞	LEU	Neg	阴性(-)Leu/ul	
葡萄糖	GLU	Neg	阴性(-)mmol/L	
尿比重	SG	1.025	1.015-1.025	
酸碱值	PH	6.00	4.60-7.40	
维生素C	VC	1.40		g/L
镜检(未离心)		:		
上皮细胞	上皮细胞	-		
红细胞	RBC	-	0~偶见/HP	
白细胞	WBC	-	0~2个/HP	
管型	管型	-		
其它	其它	-		

白细胞：正常结果为<3个/HP，表示在显微镜高倍视野下，白细胞的个数少于3个。

红细胞：正常结果为0~偶见/HP。

尿比重：正常参考值为1.003~1.035，若结果大于1.035，表示尿液浓缩；小于1.003，表示尿液稀释。通过尿比重的数值，医生可以评估准妈妈体内水分的平衡，并协助诊断肾脏疾病。

血常规

　　血常规检查的意义，在于可以发现许多全身性疾病的早期迹象，诊断是否贫血，是否有血液系统疾病，反映骨髓的造血功能等。贫血时血红蛋白或红细胞的检测值会降低；血小板减少会导致容易出血或出血后不容易止住，而血小板增多会增加血栓发生的可能。

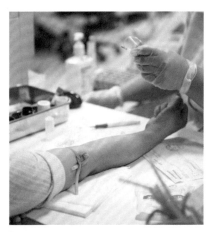

皮肤清洁、衣服干净能防止针孔感染，宽松的衣袖适合挽起，便于抽血。

血常规检查需要空腹

　　在孕前3个月需要检查1次。在孕期，一般是孕早期检查1次，孕28周左右检查1次，分娩前做1次。血常规检查需要空腹，因此检查时间最好选在上午，可以带上食物，等检查完后进食。

检查方式

　　静脉采血通常采用肘部静脉、手背静脉。肘前静脉是绝大多数准妈妈的首选采血部位。此处血管一般较明显，疼痛感较轻，操作方便易行。

注意事项

　　1.血常规检查前应空腹，但空腹并不等于不吃早餐这么简单。检查前一天晚上，就应该避免吃油腻的食物，8点之后更是应该禁食，假如12点还吃夜宵，到抽血时，就不能保证空腹。体检当天早上，建议只喝白开水。

　　2.体检当天最好穿袖子宽松的衣服，方便静脉抽血时捋袖子；衣服要干净，以防针孔感染。

　　3.将准备采血的部分清洗干净，这些部位通常是肘部或手背，等到采血的部位干燥后再进行采血。在天气较冷时，可将局部搓热后再采血。

　　4.采血后应伸直前臂，用另一只手按紧止血棉球至少5分钟。不要屈肘止血，也不要捻动棉球以免皮下淤血。如果针眼周围青紫，24小时后可做热敷。为避免感染，24小时内不要让针孔沾水。

看懂血常规化验单

　　血常规报告内容较多，各项含义不同，看报告时可分为三大块，即红细胞系统、白细胞系统和血小板系统。

　　红细胞系统：红细胞在人体内主要功能是携带氧。如果红细胞、血红蛋白、红细胞比容都标有"↓"号，提示有贫血存在，组织可能有缺氧表现。如果"↑"显示体内红细胞增多，红细胞增多也是不正常的。

　　白细胞系统：白细胞在血常规中显示"↑"或"↓"都不正常，它的总数是局限在正常范围内的，随年龄增长，正常值会逐渐降低。超过高值则表示可能有炎症，多为细菌感染；少于低值，可能是病毒感染，或药物作用。

　　血小板系统：血小板的主要功能是防止出血，如果低于正常值，就可能有出血的倾向。

红细胞比积：参考范围为36%~54%，高于54%说明血液浓缩，低于36%见于各类贫血。

血红蛋白：参考范围为110~150克/升，低于110克/升说明有贫血、大量失血，严重营养不良等情况。

红细胞：参考范围为（3.5~5.5）×10^{12}/升。超出正常范围表示血液系统出了问题。

白细胞：白细胞通常被称为"免疫细胞"。参考范围为（4~10）×10^{9}/升。一般而言，准妈妈的白细胞会有生理性（正常）升高。若高于正常范围，要注意是否有感染、不正常出血的症状。

检验报告单

全血细胞分析Ⅲ期

姓名 NAME：　　　　　　性别 SEX：女　　年龄 AGE：　岁　　临床诊断 CLI. IMP：　　　　　编号 LAB. NO：

科别 DEPT.：　　　　　床 号 BED NO：　　　　　住院/门诊号 I. P. /O. P. NO：　　　　标本 SPECI.：

分析项目		结果		参考范围　单位
白细胞	WBC	9.79		4.00-10.0010~9/L
红细胞	RBC	3.75		3.50-5.5010~12/L
血红蛋白	HGB	119.00		110.00-160.00g/L
红细胞比积	HCT	35.30	↓	36.00-54.00%
平均红细胞体积	MCV	94.10		80.00-100.00fL
平均血红蛋白量	MCH	31.70		27.00-34.00pg
平均血红蛋白浓度	MCHC	337.00		330.00-350.00g/L
红细胞分布宽度	RDW-S	44.00		39.00-53.90
RDW-CV	RDW-C	13.40		11.90-14.50
血小板	PLT	172.00		100.00-300.0010~9/L
血小板比积	PCT	0.18		0.16-0.43%
平均血小板体积	MPV	10.20		7.40-11.00fL
血小板分布宽度	PDW	12.60		12.00-16.50%
大型血小板比率	P-LCR	27.50		19.10-47.00
淋巴细胞数	LYMPH#	1.23		1.00-5.0010~9/L
单核细胞	MONO#	0.54		0.10-1.0010~9/L
中性粒细胞数	NEUT#	7.88		2.00-8.0010~9/L
嗜酸性粒细胞	EO#	0.12		0.00-5.0010~9/L
嗜碱性粒细胞	BASO#	0.02		0.00-2.0010~9/L
淋巴细胞比率	LYMPH%	12.60	↓	20.00-40.00%
单核细胞比率	MONO%	5.50		3.00-10.00%
中性细胞比率	NEUT%	80.50	↑	50.00-70.00%
嗜酸性粒细胞比率	EO%	1.20		0.50-5.00%
嗜碱性粒细胞比率	BASO%	0.20		0.00-1.00%

中性细胞比率：参考范围是50%~70%，超过这一范围，表示准妈妈可能遇到病菌感染，出现炎症。

淋巴细胞比率：参考范围为20%~40%。低于这一范围，表示准妈妈会有免疫缺陷，容易感染疾病。

血小板：参考范围为（100~300）×10^{9}/升。低于这个值，说明凝血功能出现问题。

白带常规

白带由阴道黏膜渗出物、宫颈管及子宫内膜腺体分泌物等混合而成，是能够反映准妈妈身体健康的一个重要标志。白带异常如果是由病变分泌物引起的，则需要及时治疗，预防各种阴道炎症对准妈妈、胎宝宝造成危害。

白带常规检查的必要性

孕期的阴道炎可以通过白带的异常变化来诊断。阴道炎不仅可以使尿路感染，诱发羊绒毛膜发炎，还容易使胎膜早破引起早产、流产、胎宝宝宫内感染等，对准妈妈和胎宝宝都有很大危害。所以一旦发现白带异常，就应该及时到医院做检查。

检查方式

白带常规的操作很简单，只要从阴道里取一点分泌物就可以检查，几乎没有疼痛和不适感，所以准妈妈不用担心白带常规检查。

检查内容

白带常规检查主要包括阴道清洁度检查、寄生虫检查以及微生物学检查。清洁度分为I、II、III、IV 4个等级，其中I和II级为正常；寄生虫包括滴虫、阿米巴滋养体、微丝蚴；微生物学检查包括白念珠菌、真菌、淋病奈瑟菌和阴道加德纳菌。

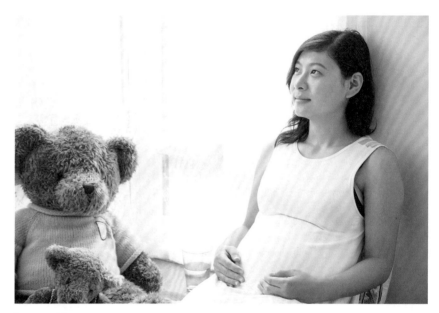

白带常规检查几乎没有疼痛和不适感，检查很方便简单，但很重要，及时地检查能避免各种阴道炎症对自己和胎宝宝的危害。

检查前，这些不要做

1. 检查前的3天内应避免冲洗阴道。因为冲洗常会把通过涂片检查才能查到的细胞冲洗掉，从而影响检查结果。检查前一天可用清水适当清洗一下外阴。

2. 检查前避免使用阴道的有关药物。因这类药物可能覆盖涂片样本里的异常细胞，从而影响检查结果。

3. 检查前一天应避免房事。因为阴道内如果有残存的精液，就会混合在提取的涂片样本之中，因而覆盖不正常的细胞。

4. 检查前几天，应注意饮食，不要吃过多油腻、不易消化的食物，不要服用对肝、肾功能有影响的药物。

解读白带常规检查报告单

霉菌：易引起阴道炎、膀胱炎，分娩时如果新生儿接触了，还可能引起鹅口疮。这里没有检查出霉菌中常见的念珠菌，表示正常。

滴虫：滴虫这一项，未检查出有滴虫。滴虫可引起泌尿道感染，所以一旦检查出有滴虫，就要及时治疗。

清洁度：在这份白带常规检验报告单上，阴道清洁度为Ⅱ级，表示正常。Ⅲ级提示非特异性阴道炎或各种特异性阴道炎；Ⅳ级多见于严重阴道炎，可同时发现病原体。

分析项目	结果	参考范围	单位
清洁度	清洁度	Ⅱ	Ⅰ~Ⅱ度
滴虫	滴虫	未检出阴道滴.	未检出
霉菌	霉菌	未检出念珠菌	未检出
细菌性阴道病	BV	阴性（-）	阴性（-）
淋病	淋病	阴性（-）	阴性（-）

淋病：正常检查结果呈阴性（-），如果呈阳性（+）表示感染了淋病。淋病如果在分娩时传染给新生儿，可能会引起淋菌性眼结膜炎。

细菌性阴道病：这是一种以加德纳菌为主的混合细菌感染，感染了细菌性阴道病的白带会发出鱼腥味。医生根据胺试验呈阳性（+）及存在线索细胞，即可做出细菌性阴道病的诊断。这里检查结果为阴性（-），表示准妈妈没有细菌性阴道病。

第一章 孕检到产检，知道越多越安心

第二章 十月怀胎

第三章 分娩

宫高、腹围监测

准妈妈的宫高、腹围与胎宝宝的发育紧密相关。在孕中期、孕晚期，通过测量宫高和腹围，可以估算胎宝宝的体重。所以每次做产前检查时，都要测量宫高及腹围，以评估胎宝宝在宫内的发育情况是否与孕周相符合，以便及时发现异常情况。

在家测宫高、腹围

进入孕中期后，测量宫高和腹围是每次产检的必选项目，而在2次产检之间，准爸妈可以自己监测宫高、腹围来估计胎儿的发育情况。宫高是指从下腹耻骨联合处至子宫底间的长度，腹围是指平脐部环腰腹部的长度。

准妈妈可以在家测量宫高和腹围，再对照以下的表格，也能够估算胎宝宝的发育是否在正常范围以内。

宫高的测量：将尺子放在肚脐上，从下腹耻骨联合处至子宫底间的长度为宫高。

腹围的测量：通过尺子测量平脐部，到环腰腹部的长度即可得到。

对准爸妈来说，确定子宫底是测量宫高的难点。可以让准妈妈排尿后平躺下来，准爸爸可以在准妈妈肚脐上、下或平的位置触摸，摸到一个圆圆的轮廓就是子宫。准爸爸测量耻骨至肚脐附近子宫轮廓之间的距离，就是宫

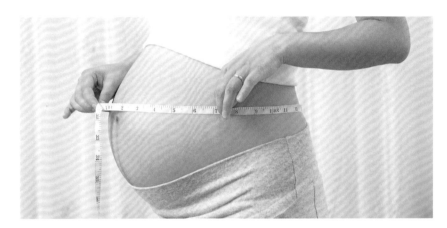

腹围的测量一定要平脐部才准确，避免因测量的误差影响对胎宝宝发育的判断，准妈妈如果不方便，可以让准爸爸帮忙测量。

高了。需要注意的是，如果宫高连续2周没有变化，就需立即去医院检查。

孕周与大概宫高位置

妊娠周数	大概宫高位置
满16周	耻骨上缘与肚脐之间中点
满20周	肚脐下一横指
满24周	肚脐上一横指
满28周	肚脐上三横指
满32周	肚脐与剑突（胸骨下端）之间
满36周	剑突下两横指
满40周	肚脐与剑突之间

宫高、腹围的正常标准表

宫高的正常标准表（单位：厘米）

妊娠周数	下限	标准	上限
满20周	15.3	18	21.4
满24周	22	24	25.1
满28周	22.1	26	29
满32周	25.3	29	32
满36周	29.8	32	34.5
满40周	30	32	34

腹围的正常标准表（单位：厘米）

妊娠周数	下限	标准	上限
满20周	76	82	89
满24周	80	85	91
满28周	82	87	94
满32周	84	89	95
满36周	86	92	98
满40周	89	94	100

根据宫高腹围预测胎宝宝体重

项目	胎宝宝体重（克）
腹围≥95厘米	170×（宫高－N）
腹围＜94厘米	腹围×宫高＋500克
头浮或臀位	腹围×宫高
胎儿已衔接	腹围×宫高＋200克
已破膜，头固定	腹围×宫高＋300克

注：N为常数，头盆关系为浮、衔、固定，N分别等于13、12、11。

对比宫高、腹围的监测结果，如果与孕周不符，过大过小都要查找原因，如做B超等检查，确定是否是发育迟缓、巨大儿、羊水过多或过少等问题。

需要注意的是，这里的宫高、腹围标准表只是正常单胎准妈妈的参考。如果准妈妈怀的是双胞胎或多胞胎，就不能以此为参照。

此外，由于每个准妈妈的高矮、胖瘦都不尽相同，所以宫高、腹围的测量值可能差别较大。因此胎宝宝发育情况是否良好，只能以准妈妈个体本身的数据来评估。如果准妈妈有疑问，应该及时咨询医生。

妊娠天数与子宫大小

妊娠天数	子宫大小
40天	小鸭蛋大
50天	大鸭蛋大
60天	鹅蛋大
70天	女拳大
80天	男拳大

羊膜腔穿刺

羊膜腔穿刺通常用于染色体疾病的确诊检查以及某些遗传疾病的判定。在B超的引导下，用穿刺针穿过准妈妈的腹壁刺入宫腔，取出约20毫升的羊水样本，然后通过7~14日的培育得到染色体核型，再通过观察分析染色体来判断胎宝宝是否是唐氏儿或是否有其他染色体异常。

孕16~20周适合做羊膜腔穿刺

做羊膜腔穿刺术的最佳时间是孕16~20周。因为这时胎宝宝小，羊水相对较多，胎宝宝漂在羊水中，周围有较宽的羊水带，用针穿刺抽取羊水时，不易刺伤胎宝宝。

如果羊膜腔穿刺失败或者错过了穿刺最佳时间，医生会建议在孕26~32周时做脐带穿刺。脐带穿刺就是直接抽取胎宝宝的血液去化验检查。

一般不需要住院

羊膜腔穿刺一般是不需要住院的，准妈妈在检查后应该至少静坐休息2小时后，方可回家。家比较远的准妈妈，最好在医院附近的旅馆休息一晚，隔天后再回家，避免术后过于劳累。羊膜腔穿刺的结果出来较慢，因为要进行细胞培养，一般至少要半个月左右。

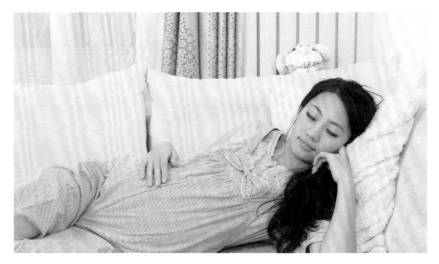

羊膜腔穿刺术后要注意休息，几天后扎针处的微小疼痛感就会消失。如果依然痛得剧烈或有发热症状，就要及时就医。

一般不用麻药

多数准妈妈在刚刚刺入时只会感觉轻微疼痛，类似于刺手指取血的痛感，是可以承受的痛感。不必担心会对胎宝宝造成伤害，在这个过程中，医生会在B超监控下小心避开胎宝宝。

由于不使用麻药，有些准妈妈在羊膜腔穿刺术时可能会感觉到腹部有点儿紧，或是有刺痛或压迫感，而有些准妈妈可能不会感觉到任何不适，是否感觉到疼痛因人而异。

孕期检查时间	孕16~20周
穿刺耗费时间	5~10分钟
疼痛感	酸酸麻麻的感觉

注意：羊膜腔穿刺的危险性较小，但还是存在一定的风险，要到正规医院去做。

ABO溶血和Rh溶血检查

血型检查是第1次产检必做的检查项目，但ABO溶血检查并不是必查项目。ABO溶血最常见，但病情相对较轻，危害性小，常被忽略。而Rh溶血比较少见，但病情较严重。

·分析项目		结果	参考范围	单位
ABO血型鉴定	ABO血型	"A"型		
RH血型鉴定	RH血型	阳性(+)		

Rh血型： 我们的血型系统分为两种，一种是ABO血型（A、B、O、AB四种），一种是Rh血型（分为阳性和阴性两种）。Rh阳性是常见血型，大部分人都为阳性。Rh阴性者不能接受Rh阳性者血液。

ABO血型： 结果显示准妈妈是A型血，所以出现ABO溶血的概率很小，不用担心。

ABO溶血

如果准妈妈血型为O型，准爸爸是A型、B型或AB型，胎宝宝的血型很可能是A型或B型。胎宝宝可能就会出现ABO溶血。事实上，准妈妈为O型血占ABO溶血症状的95%以上。

在血型检查时，如果A型或B型血的血型抗体IgG滴度≥1∶128，胎宝宝就有溶血的可能；如果IgG滴度≥1∶512，胎宝宝出现溶血的概率就很大了。

但是ABO溶血并没有那么可怕，因为不是所有妈妈是O型血的宝宝都会发生ABO溶血病。只有极少数的宝宝会发病，并且一般症状比较轻，很少有严重病例发生。

Rh溶血

准妈妈Rh血型为阴性，而胎宝宝Rh血型为阳性时，准妈妈缺乏胎宝宝红细胞所具有的抗原，胎宝宝红细胞进入母体循环时会产生相应的血型抗体，此抗体再进入胎宝宝血液时就会与胎宝宝的红细胞结合导致溶血。

Rh溶血虽然比较少见，但起病，病情比较严重，病程比较长。

胎宝宝容易出现贫血、水肿和心力衰竭，新生儿易出现贫血、溶血性黄疸、胆红素脑病。

在血型抗体测定时，如果抗D滴度达到1∶64，就表示胎宝宝溶血状况比较严重。

如果抗D滴度高，胎宝宝尚未出现水肿时，准妈妈就可以采取血浆置换的方式治疗。如果溶血症状严重，胎宝宝不足33周，也可以采取宫内输血，但有一定的风险。

肝、肾功能检查

肝、肾功能检查，主要是为了检查准妈妈有无肝炎、肾炎等疾病。怀孕时准妈妈肝脏、肾脏的负担加重，如果出现肝炎、肾炎等疾病，不仅会危及自身的健康，还会对胎宝宝的健康发育造成很大危害。早做检查，如果出现问题，就能及时治疗或控制。

肝功五项是哪五项

肝功五项指的是丙氨酸氨基转移酶（ALT）、天门冬氨酸氨基转移酶（AST）、总胆红素（TBIL）、直接胆红素（DBIL）和间接胆红素（IBIL）。其中，丙氨酸氨基转移酶又称"谷丙转氨酶"，天门冬氨酸氨基转移酶，又称"谷草转氨酶"。肝功五项中任何一项出现异常都说明肝功能异常，此时准妈妈应在医生指导下做进一步检查，查出肝功能异常的原因，并对症治疗。

》谷丙转氨酶（ALT）：偏高时说明肝脏损伤。

》谷草转氨酶（AST）：偏高时说明肝脏受损，可能是由肝脏疾病引起，也有可能是由服药、过度劳累等原因引起。

》总胆红素（TBIL）：包括直接胆红素和间接胆红素，偏高时易发生黄疸症状。

》直接胆红素（DBIL）：偏高时说明肝脏有病变或红细胞遭破坏。

》间接胆红素（IBIL）：偏高时说明肝脏有病变或胆道受阻。

肝功能检查还包括总蛋白（TP）、白蛋白（ALB）、球蛋白（GLB）以及白蛋白/球蛋白比值（A/G）等项目。总蛋白包括白蛋白和球蛋白。白蛋白在肝脏内制造，肝功能受损严重时白蛋白减少。球蛋白是机体免疫器官制造的，当体内存在病毒等抗原时，球蛋白产生增加。正常情况下，白蛋白/球蛋白比值（A/G）在1.5~2.5之间。

肾功能检查项目包括血肌酐(Scr)、血尿素（UREA）、血尿酸（UA）、肾小球滤过功能、内生肌酐清除率(Ccr)、血尿素氮(BUN)等项目。

早上空腹检查

肝、肾功能检查一般在早上进行。由于是抽血检查，一定要空腹进行，空腹时间一般为8~12小时。另外检查前要保证足够的睡眠，不可过度劳累。

⚠ 检查前注意事项 《《

1.空腹检查。进食一定程度上会影响肝功检查结果，因此肝、肾功能检查前一天晚餐不要进食高脂肪、高蛋白食物，晚上9点后不要再进食，检查当天不能吃早餐。

2.避免过度劳累。检查前一天晚上要保证足够的睡眠，不可过度劳累。检查当天早上避免体育锻炼，应到医院后安静休息20分钟后再抽血化验。

3.服用药物会干扰检查结果。长期服药的准妈妈，如果身体条件允许，最好在做肝功能检查前3~5天停药。

4.肝功能检查如果患有感冒，最好是在感冒治愈后7天再做检查，避免影响到检查的准确性。

总胆红素（TBIL）：正常参考值在 1.7~17.2 微摩尔/升。总胆红素包括直接胆红素和间接胆红素两种。总胆红素明显升高，提示有较严重的肝细胞损伤，如果总胆红素长期异常，表示病情有转为慢性肝炎的可能。总胆红素降低，提示再生障碍性贫血、慢性肾炎引起的继发性贫血。

天门冬氨酸氨基转移酶（AST）：又称"谷草转氨酶"。正常参考值在 0~40U/L。AST 既是肝功能的重要指标，又是临床上心肌酶谱的指标之一。当 AST 明显升高时，说明有严重肝炎、严重肝损伤。

丙氨酸氨基转移酶（ALT）：又称"谷丙转氨酶"。正常参考值在 0~40U/L。ALT 是肝功能受损害最灵敏的指标。这项指标常被作为肝脏、心肌病变、细胞坏死诊断、鉴别和愈后观察的依据。ALT 检查时应为早晨空腹，且要避免剧烈运动。

分析项目		结果	参考范围　单位
丙氨酸氨基转氨酶	ALT	8.00	5.00-40.00U/L
天门冬氨酸氨基转氨酶	AST	15.00	8.00-40.00U/L
总胆红素	TBIL	12.00	5.10-19.00 μmol/L
直接胆红素	DBIL	3.40	1.70-6.80 μmol/L
间接胆红素	IBIL	8.60	μmol/L
总蛋白	TP	68.70	60.00-80.00g/L
白蛋白	ALB	39.40	38.00-51.00g/L
球蛋白	GLB	29.30	20.00-30.00g/L
白蛋白/球蛋白比值	A/G	1.34	1.50-2.50
尿素	UREA	2.33	1.70-8.30mmol/L
肌酐	CREA	63.00	44.00-80.00 μmol/L
尿酸	UA	244.90	142.00-340.00umol/L

肌酐（CREA）：正常参考值为 44~132 微摩尔/升。肌酐是人体肌肉代谢的产物，一般由肾脏排出体外。这项检查是肾脏功能的重要指标，监测该项是了解肾功能的主要方法。

尿素（UREA）：正常参考值为 150~420 微摩尔/升。测定尿素的含量能大概估计肾小球的过滤功能，是肾功能的主要指标之一。

白蛋白/球蛋白比值（A/G）：A/G<1.5 称为白/球比例倒置；A/G<1.25，提示有肝脏损害；A/G<1 时病变加重，常见于肝硬化。

胎位监测

胎宝宝临近分娩时在子宫里的姿势非常重要，它关系到分娩时是顺产还是剖宫产。胎宝宝浸泡在子宫内的羊水中，由于胎宝宝的长大，胎位会不断发生变化，甚至会出现异常胎位不利于分娩，这就需要准妈妈及早检查，发现问题后及早治疗。

"枕前位"是最理想的胎位

胎位是胎宝宝在分娩时先露出的身体部分与母体骨盆前、后、左、右的关系。正常胎位为头先露，此外还有臀部、横位等不正的胎位。

到了孕32周以后，胎宝宝的胎位会相对比较固定。通常，"枕前位"是最理想的分娩胎位。胎宝宝背朝前，胸向后，两手交叉于胸前，两腿盘曲，头俯曲，枕部最低。分娩时，头部最先伸入盆骨，医学上称为"头先露"，这种胎位分娩一般比较顺利。

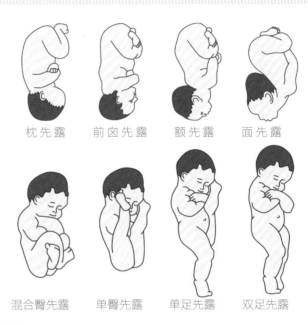

枕先露　　前囟先露　　额先露　　面先露

混合臀先露　　单臀先露　　单足先露　　双足先露

➕ 胎位不正的原因 《

胎位不正主要与以下因素有关：胎宝宝妊娠周数大小、骨盆腔大小与形状、子宫内胎盘大小与着床的位置、准妈妈松弛的腹肌、多胞胎妊娠、羊水不正常、脐带太短、有子宫内肿瘤（如子宫肌瘤等）或子宫先天性发育异常等。也有很多是不明原因导致的胎位不正。

胎位的类型

》顶先露的6种胎位

左枕前（LOA）、左枕横（LOT）、左枕后（LOP）、右枕前（ROA）、右枕横（ROT）、右枕后（ROP）

》臀先露的6种胎位

左骶前（LSA）、左骶横（LST）、左骶后（LSP）、右骶前（RSA）、右骶横（RST）、右骶后（RSP）

》面先露的6种胎位

左颏前（LMA）、左颏横（LMT）、左颏后（LMP）、右颏前（RMA）、右颏横（RMT）、右颏后（RMP）

》肩先露的4种胎位

左肩前（LScA）、左肩后（LScP）、右肩前（RScA）、右肩后（RScP）

孕7月前胎位没关系

孕7月以前，子宫内羊水较多，胎宝宝还有活动余地，可自行纠正胎位，准妈妈可以不必太过担心。孕8月后，胎宝宝增长很快，子宫内"余地"越来越少，此时若胎位不正，胎宝宝自行纠正的机会变小，准妈妈宜多关注。必要时，可通过运动、按摩等方式纠正，但也不排除还会自己纠正的情况。有些准妈妈会出现孕8月时胎位不正，但临产前检查发现胎位已正的情况。

孕32周左右纠正胎位不正

孕28周以前，由于羊水相对较多，胎宝宝又比较小，在子宫内活动范围较大，所以位置不容易固定。孕32周以后，宝宝生长迅速，羊水相对减少，此时胎宝宝的姿势和位置相对固定。所以在孕32周以后，如果宝宝还是胎位不正，就基本上等于胎位固定了，但也有少数例外。所以胎位不正最合适的纠正时间为孕32周左右。

一些适宜的运动虽然有助于准妈妈纠正胎位不正，但应该在医生的指导下进行。特别是有脐带绕颈的情况下，更要谨慎。

"膝胸卧式运动"矫正胎位

胎位不正虽然无法预防，不过，准妈妈通过一些专门的运动或许可以矫正胎位。最常建议尝试的就是在孕7~8月之后，咨询医生后，在家中进行膝胸卧式运动，经常做可以帮助胎位早日转正。

方法是：

1.在床上，采取跪伏姿势，两手贴住床面，脸侧贴床面，双腿分开与肩同宽。

2.胸与肩尽量贴近床面。

3.双膝弯曲，大腿与地面垂直。

4.维持此姿势约2分钟，慢慢适应后可逐渐增加至5分钟，10分钟，每天做两至三次。

胎位不正一定要剖宫产吗

比起胎宝宝身体的其他部位，胎宝宝头部是身体最大且最硬的部位。如果是头产位，胎头首先会产出，胎宝宝的其他部位就容易顺着产道产出。如果是臀产位，身体会先产出，因为胎宝宝身体无法让子宫颈撑开到让胎头出来，所以胎头要产出就会困难许多。

发现胎宝宝胎位不正时，医生会跟准妈妈商量如何选择最佳的生产方式。如果经过调整，胎宝宝转为头位，自然生产方式是首选；如果调整不回来，可能选择剖宫产较为安全。医生会分析利弊，让准妈妈、家属和医生共同做出选择。

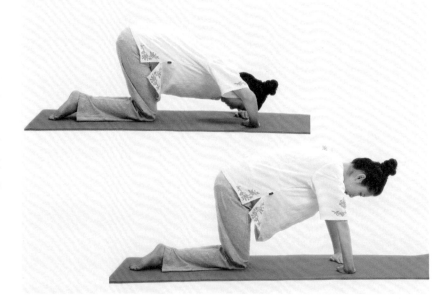

临产检查

在孕期最后一个月，准妈妈进入了临产期，产前检查会比之前更频繁，需要每周进行一次。准妈妈随时都要注意自己和胎宝宝的变化，听从医生的建议，积极做好检查，以便及早发现潜在的问题，对症治疗。

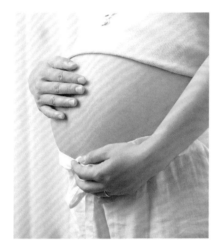

分娩前还要有一系列的检查，这是确保母子健康和顺利分娩的保证。

常规检查不可少

常规检查项目包括血常规、尿常规、肝肾功能、妇科检查、胎心监护等，以了解准妈妈和胎宝宝在临产前的情况。由于临近产期，准妈妈要密切监测胎动，必须进行最后一次B超检查，以确定胎宝宝的胎位一切正常，同时为分娩做好准备。

B超确定顺产还是剖宫产

这是准妈妈在怀孕期间进行的最后一次B超检查，主要是为了全面检查和了解胎宝宝接近完全成熟、即将分娩前的宫内情况，主要确定最终的胎位、胎宝宝大小、胎盘成熟程度、有无脐带绕颈、羊水是否浑浊等，以进行临产前的最后评估。在预测准妈妈是否能正常顺产的同时，对异常情况及时进行判断和处理，决定是顺产还是剖宫产。

羊水量检查

正常情况下，羊水随妊娠月份的递增而逐渐增加，到孕34周时可达1000~1500毫升，足月时一般为1200毫升左右。羊水超过2000毫升为过多，羊水量少于300毫升则为羊水过少，羊水过多或过少在孕期的各个阶段都可能出现，但多发生在孕晚期。

羊水过多极易发生早产、胎膜破裂、胎盘早剥和脐带脱垂等危险。随着羊水的逐渐增多，准妈妈会有明显压迫感，出现心悸、气喘、无法平卧，甚至呼吸困难等症状，应立即到医院检查。

临床上不能直接测算实际的羊水量，而是用超声测定羊水指数（AFI）来判断大致的羊水量。

羊水指数（AFI）的计算方法是：以准妈妈的脐部为中心，分上、下、左、右4个区域，将4个区域的羊水深度相加，就是羊水指数。羊水指数大于18厘米为羊水过多，小于5厘米为羊水过少。

➕ 羊水浑浊怎么办 《

在B超检查中，如果羊水中可见浓稠、致密的光点，提示可能是羊水浑浊。孕早期的羊水为无色，随着胎宝宝器官的不断发育，羊水中有形成分增加而逐渐变得有些浑浊了。

随着胎宝宝渐渐长大，足月时的羊水本身较浑浊，这是安全的羊水浑浊现象，准妈妈无需担心。如果B超检查时，医生告知羊水浑浊很明显，需要治疗，这就表明胎宝宝的情况不是很好，准妈妈应不要犹豫，需要马上分娩。

孕38周后监测胎动

在孕晚期严密监测胎动，就是监护胎宝宝的生命安全，准妈妈一定要关注胎宝宝的胎动。孕晚期，尤其临近产期的孕38周后，胎动幅度、次数有所减少。

准妈妈应该以24小时作为一个周期，来观察宝宝的胎动是否正常。当胎动规律发生变化时，胎动次数少于或者超出正常胎动次数，要格外小心，发现异常，比如1小时内的胎动次数小于3次，要立即去医院检查。

血小板检查

准妈妈血小板减少的症状最早出现在孕20周，大部分准妈妈血小板减少出现在孕晚期。因此准妈妈在临产前必须进行一次血小板检查，以检查血小板是否正常，为生产过程中可能出现的意外做准备，以防生产过程中准妈妈阴道撕裂或剖宫产时，血液不易凝固而发生意外。

内诊检查

分娩前的检查项目除了以上这些内容外，准妈妈还需要按时做内诊检查。内诊检查的目的主要是了解准妈妈子宫颈口是否如期扩张，以及胎头衔接、产位、宫颈顺应情况等，宫颈如期扩张与否，更能客观反映分娩是否正常，所以产科医生和助产士都很重视。

羊水指数： 羊水指数为14.3厘米，属于正常。大于18厘米为羊水过多，小于5厘米为羊水过少。

胎位： 臀位表示准妈妈分娩时很可能需要剖宫产。

胎盘成熟度： 共分为四级，0级、Ⅰ级、Ⅱ级、Ⅲ级。Ⅰ级标志胎盘基本成熟；Ⅱ级标志胎盘成熟；Ⅲ级标志胎盘已衰老。一般来说，孕中期（13~28周）胎盘0级；孕晚期（30~32周）胎盘Ⅰ级；36周以后胎盘Ⅱ级（比较成熟）；38周时胎盘可能为Ⅲ级。如果孕37周以前胎盘Ⅲ级，可能为胎盘早熟。

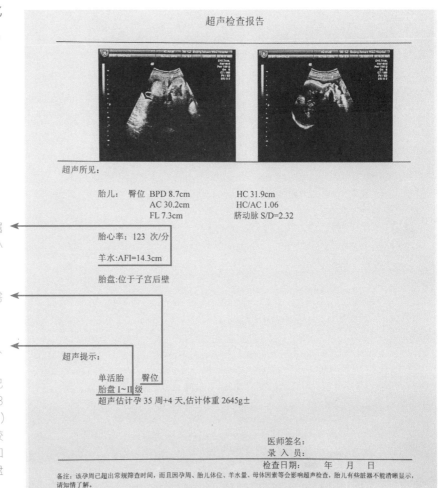

超声检查报告

超声所见：

胎儿：臀位 BPD 8.7cm
AC 30.2cm HC 31.9cm
FL 7.3cm HC/AC 1.06
脐动脉 S/D=2.32

胎心率：123 次/分

羊水：AFI=14.3cm

胎盘：位于子宫后壁

超声提示：

单活胎 臀位
胎盘 Ⅰ~Ⅱ级
超声估计孕 35 周+4 天，估计体重 2645g±

医师签名：
录入员：
检查日期： 年 月 日

备注：该孕周已超出常规筛查时间，而且因孕周、胎儿体位、羊水量、母体因素等会影响超声检查，胎儿有些脏器不能清晰显示，请知情了解。

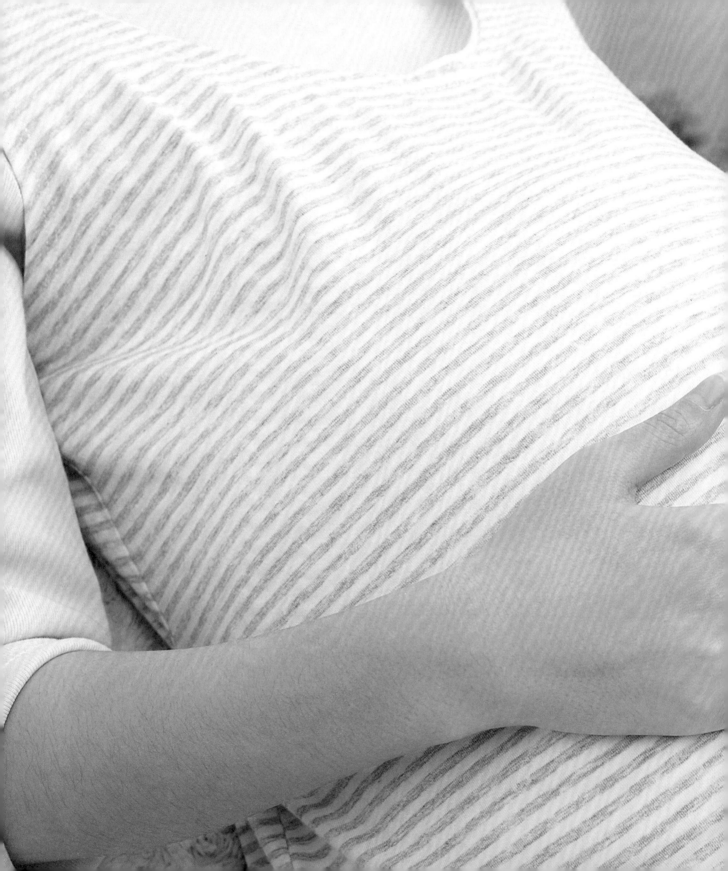

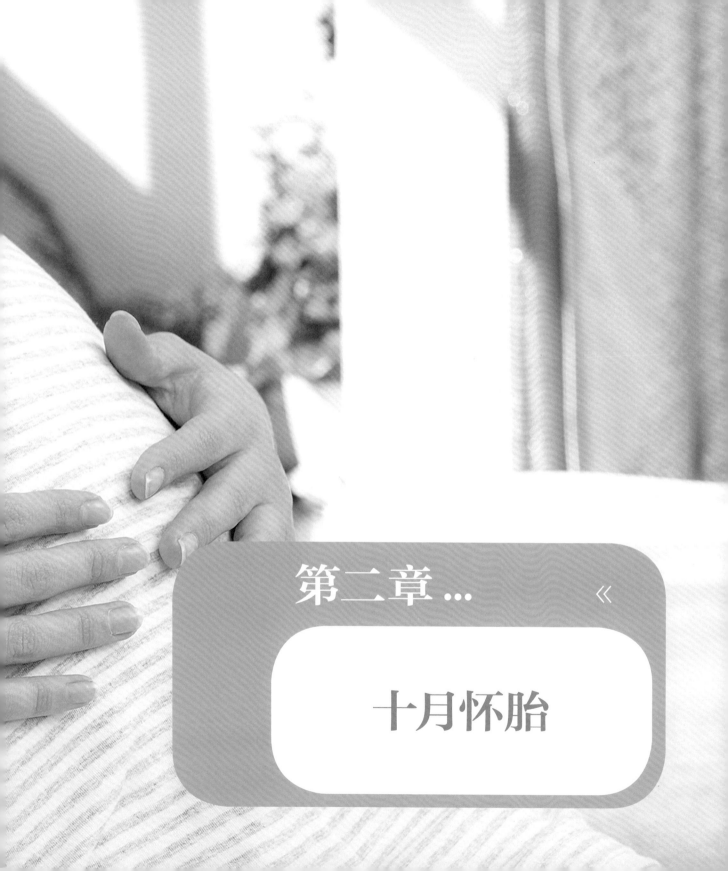

第二章 ... 《

十月怀胎

孕1月（1~4周）

孕1月既是备孕的目标月，又是怀孕开始的第1个月。准妈妈并不能及时得知孕1月的开端，而是发现怀孕后通过推算才知道。在这个月，你可能都没有已经怀上了的感觉，而一旦有怀孕感觉时，基本已经是孕2月开始了。

胎宝宝：新生命的开始

第1周准妈妈尚处在经期，随后卵子成熟后从卵泡中排出，在第3周有一个最棒的精子与卵子结合，形成受精卵。到第4周，受精卵在子宫内"着床"，小胚胎仅仅是准妈妈子宫内膜中埋着的一粒绿豆大小的囊泡。

准妈妈：还没什么感觉

准妈妈现在可能感觉不到什么变化，因为还不到下一次经期（怀孕的第一信号是停经），所以很少有准妈妈知道自己已经怀孕，但胎宝宝确实在准妈妈的子宫内安营扎寨，并且悄悄发育了。

体重管理 《

孕期到底增重多少最合适

所谓BMI数值（身体质量指数），是判断身体内脂肪含量的健康指标。通过孕前体重值来推算出怀孕后准妈妈体重合理增加的目标值。

BMI指数＝体重（千克）÷[身高（米）]^2

孕前 BMI 指数	孕期体重增加目标
＜ 18.5（偏瘦）	12~15 千克
18.5~22.9（标准）	10~14 千克
＞ 23（偏胖）	7~10 千克

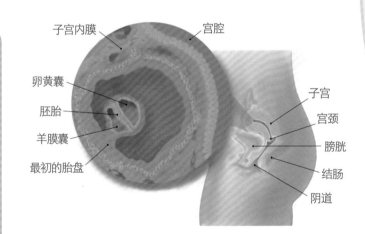

子宫内膜　宫腔
卵黄囊
胚胎
羊膜囊
最初的胎盘
子宫
宫颈
膀胱
结肠
阴道

倒计时
离宝宝**出生**还有**9个月**

本月大事记

从现在起，把自己当孕妇看

虽然尚未确定自己怀孕，也要从心理上开始转变，把自己当作孕妇来看。

最重要的事

找准排卵期受孕

用排卵试纸、测基础体温、观察白带拉丝等方法都能测定排卵期。其中用排卵试纸最方便。

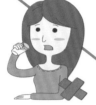

不要随便用药

感冒药、抗生素类外用软膏、皮质类固醇类药、风油精等都先不要用。

记下末次月经日期和同房时间

这份记录为医生推测准确的预产期，修正孕期 B 超监测数值和结果意义很大。

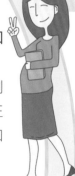

孕10月　孕1月　孕2月
孕9月　　　　　孕3月
孕8月　　　　　孕4月
孕7月　孕6月　孕5月

继续吃叶酸

孕早期是胎宝宝中枢神经系统发育的关键期，准妈妈需要每天补充400微克叶酸。

测体重

根据左页的体重管理表推算出孕期适合增重多少，然后每周测 1 次体重并记录下来。

开始记怀孕日记

记下你的心境和感受，也可以当成帮胎宝宝记录在妈妈肚中的每一天，这会是珍贵的财富。

孕期好心情调适

　　夫妻双方良好的精神状态，可以使精力、体力、智力、性功能都能处于高峰期，精子和卵子的质量也高，这时候受精，有利于优生优育。因此在备孕期间要放松心情，学会缓解压力，这样做能快速成功受孕并怀上最棒的一胎。

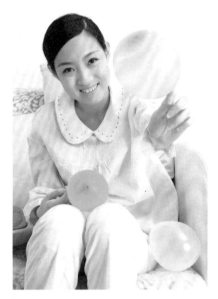

好心情有助于怀上最棒的一胎，也是顺利度过孕期的保证。

快乐性生活，不把受孕当任务

　　和谐的性生活是爱情的升华，性高潮是性生活质量高的表现之一。如果你想怀孕，那么性生活中就特别需要性高潮，这样能提高怀孕的概率。有研究表明，女性在性高潮时孕育的孩子会更聪明。

　　在达到性高潮时，阴道的分泌物会增多，分泌物中的营养物质如氨基酸和糖增加，使阴道中精子的运动能力增强。同时，阴道充血，阴道口变紧，阴道深部皱褶却伸展变宽，便于储存精液。子宫颈口松弛张开，宫颈口黏液栓变得稀薄，使精子容易进入。性快感与性高潮又促进子宫收缩和输卵管蠕动，帮助精子上行。这一切，都非常有利于受孕。

　　性生活不和谐，容易造成双方情志不畅。对女性而言，会影响排卵和输卵管的正常活动；对男性而言，可能影响性功能和持续时间，容易出现早泄等问题。最终，性生活频率和质量进一步下降，影响受孕。

坦然接受怀孕带来的变化

　　不管你是不是已经准备好了做妈妈，一旦你怀孕了，并且决定将这个宝宝生下来，那就要及时调整好情绪，并要意识到，从今天开始到分娩，你的生活即将随着新生命的来临悄然改变。

　　不管这次的怀孕是你们的精心准备还是意外发生，你都要为他负责，做一个称职的妈妈。你的身体状况可能时好时坏，这导致你的感觉也时好时差。但是，请务必迅速地调整好自己，争取以最佳的身心状态度过孕期。

做好迎接"二宝"的心理准备

　　随着生育政策的放开，眼下不少准妈妈都是怀的"二宝"，相对于初产妇来说，二胎准妈妈对怀孕这些事可谓驾轻就熟，但是也绝不可掉以轻心，马虎大意。

　　毋庸置疑，多一个孩子就会多一份责任和压力，既要照顾好"大宝"的学习和生活，又要给肚子里的小宝宝呵护和关爱，还要承担工作的压力，所以二胎准妈妈要做好充分的思想准备，以一份轻松、快乐的心态来孕育宝宝。

　　同时，要多给大宝传递"有弟弟或妹妹是很幸福"的信息，让他感受到兄弟姐妹在一起的快乐，让大宝也能接受弟弟或妹妹的到来。

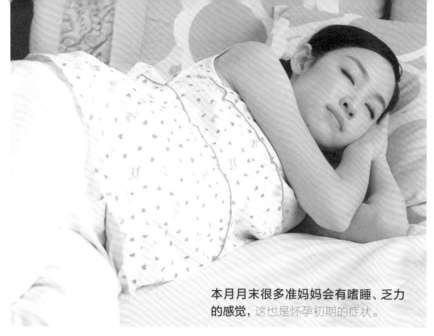

本月月末很多准妈妈会有嗜睡、乏力的感觉，这也是怀孕初期的症状。

本月最常见的问题

受孕后多久可以验孕

如果是尿液检测，性生活后10天就可以用早孕试纸测出是否怀孕了。也可以在性生活10天后到医院进行血HCG检查，这是检查怀孕最精确的方法。如果是B超检查，一般性生活后20~35天内就可以检查出来是否怀孕。

喝酒后怀孕，宝宝还能要吗

酒精会损害生殖细胞，使受精卵质量下降。酒后怀孕可能会造成胎宝宝面部、骨骼、四肢和心脏等器官畸形。当然，也不是说所有酒后怀上的宝宝一定有问题，这还与饮酒量、备孕夫妻的体质等因素有关。如果想要这个宝宝，就一定要做彩超排畸检查和胎宝宝唐氏综合征筛查；如果出现问题，就要立即终止妊娠。

计划外的宝宝健康吗

如果在怀孕前一两个月没有吃药，也没有大量喝酒，宝宝一般不会有什么问题。如果不小心吃了一些药，特别是抗生素类的药，你可以咨询医生。4个月后做B超，看看胎宝宝发育是否正常。

怀孕与感冒症状怎么区分

首先，怀孕后第一症状是停经，而感冒通常都不会影响月经的来潮。其次，可以通过测试体温来加以区别。怀孕后身体温度会有所升高，一般基础体温保持在36.9~37.2℃之间。只有当体温达到37.5℃以上时，才说明可能是感冒引起发热了。再者，如果是感冒，还会出现流鼻涕、关节疼痛等病毒感染的症状。

 怀孕吃药了怎么办 ≪

药物对胎宝宝的影响主要与怀孕时间有关。一般情况下（月经规律，从末次月经第1天起），在怀孕第3周，因受精卵尚未植于子宫内膜上，不受药物影响；在怀孕第4周，由于胚胎组织没有分化，如果药物有影响，则会引起流产等；在怀孕5~11周，是胚胎器官分化形成阶段，是致畸高度敏感期；在怀孕12周，胚胎器官分化已初步完成，但药物致畸的影响也不要忽视。准妈妈应根据自己的实际情况，向医生咨询。如果想继续怀孕，就一定要加强检查，定期查看胎宝宝的发育情况。

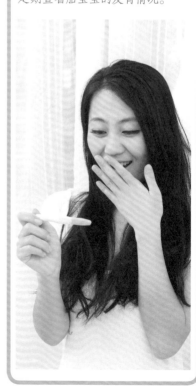

第一章　孕检到产检，知道越多越安心

第二章　十月怀胎

第三章　分娩

生活细节

生活起居规律

早睡早起，有条件可以睡1个小时的午觉，但时间不宜太长，否则会导致晚上无法入睡。晚上睡眠时间也最好比平时多1~2小时。

放松心情

在整个妊娠期间，准妈妈的情绪可能会有一些波动，恼人的早孕反应、不可避免的担心、外表的变化、内心的敏感以及周围人群的影响等，都会导致情绪变化。准妈妈和胎宝宝是心心相印的，准妈妈的情绪变化会直接影响胎宝宝的健康成长，因此从现在就要注意保持豁达和轻松的心情，学会自我调节情绪，度过一个健康、幸福和愉快的孕程。

孕1月的性生活

尽管现在还不能确定是否已经怀孕，性生活也应该谨慎进行。孕早期，受精卵刚刚着床，早期胎盘附着还不够稳固，性生活宜轻柔。如动作过猛，易受伤和出血，也易影响胚胎着床。需要特别提醒的是，孕期性生活一定要注意卫生，不卫生的性生活将直接影响胚胎的生活环境和健康。

有的准妈妈在怀孕后对性生活的兴趣会大大降低，此时准爸爸应体谅准妈妈的心情。如果准妈妈曾经流产或者有先兆流产，孕早期最好避免性生活。

受孕信号早知道

孕1月，虽然受孕成功，但大多数准妈妈自己没有感觉。有些身体比较敏感的准妈妈，可能会发觉自己容易疲劳了，有时候表现出发热、畏寒、无力、想睡觉等。如果出现了这些症状，最好先考虑是怀孕了，并用早孕试纸自我检测一下。

验孕的3种方法

方法1:验尿HCG（或血HCG）。如果是验尿，可自己用验孕试纸检测，简单方便；也可去医院验血，检查结果更准确。

方法2:基础体温测定法。受孕成功后，体温会比排卵前高0.3~0.5℃，并持续18天以上，可每天早晨醒后卧床测量。

方法3:B超检查。B超是诊断早孕最可靠的方法，最早在孕5周，即可通过B超看到是否怀孕。

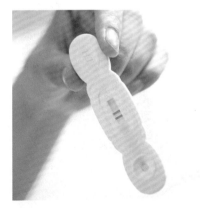

验孕棒检出现两条红杠，表示你已经怀孕了。

➕ 验孕棒怎么用 《

利用尿液中的HCG可以测试是否怀孕。一般的验孕棒、验孕试纸等验孕剂，就是利用装置内的HCG抗体与尿液中的抗原相遇，根据呈现出的反应来判断是否怀孕。将尿液加至验孕棒的淋尿区，3秒后取出平放，5分钟内观察结果。

阳性:出现两条红色条带，一条位于对照区（C），另一条位于检测区（T），表示已怀孕。阴性:仅在对照区（C）出现一条红色条带，在检测区（T）无红色条带出现，表示未怀孕。无效:5分钟内在对照区（C）无红色条带出现，表示测试失败或试纸已失效。

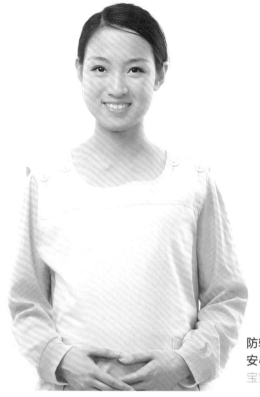

防辐射服能让准妈妈更安心，这是最有利于胎宝宝健康的。

关于防辐射服的那些事

很多准妈妈担心胎宝宝受到辐射影响，在孕期甚至孕前就开始穿防辐射服了，但科学实验已证明防辐射服并不能防辐射。但如果准妈妈觉得穿防辐射服能让自己更安心，那么穿上也无妨。因为准妈妈良好的心情、平和的情绪对胎宝宝的好处比穿防辐射服带来的好处多多了。

如何决定宠物的去留

怀孕了，真的要和心爱的宠物说再见吗？其实只要注意以下几方面就可以不和宠物分开了。

在怀孕前，要给家里的宠物做检查，看看有没有携带弓形虫和其他寄生虫，并给宠物打预防针，定期给它驱虫。有很多年轻人有让宠物同自己一起睡的习惯，但怀孕后就不要让宠物睡在自己的被窝里了。摸完宠物后也要及时洗手，保持手部卫生。宠物的粪便是最容易传染细菌的载体，就交给家人处理吧。

此外，一般需要做TORCH筛查（见第24页），如果结果显示已经感染过弓形虫，那么准妈妈体内已经产生了抗体，就不用再担心在孕期会通过宠物感染弓形虫病了；如果结果显示从未感染过，则表明没有免疫力，那就要在整个怀孕期间格外注意，最好不要接触宠物；如果化验结果显示正在感染，那么暂时不宜怀孕。

 孕期能开车吗

从安全的角度出发，准妈妈还是少开车为好。孕期的前半期可以适当开车，最好有人在身边陪着。孕6月以后就不建议准妈妈再开车了。

开车时，除了遵守交通规则外，一定要知道安全带的正确系法。腰带要放在大肚子以下，跨在臀部和骨盆上，肩带斜挎在胸部，放在两个乳房之间，上边要放在锁骨中间部位，不要靠近颈部，因为出现急刹车时，安全带会勒住脖子，产生危险。

同时准妈妈在开车时，还要控制住自己的脾气。在遇到被人强行超车，不得不紧急刹车时，准妈妈内心惊慌时，都要稳定情绪，防止引起腹内胎宝宝不安。

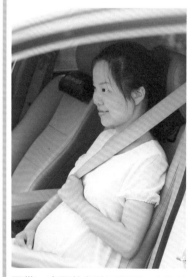

腰带一定要放在肚子以下，肩带放在两乳之间，让准妈妈开车更安全。

这样吃最营养

孕1月，准妈妈的体重增长较慢甚至不增长，胎宝宝对营养的需求也较小。所以准妈妈的饮食与孕前相似，不用做很大调整，只要保证营养丰富全面、食物搭配合理就可以了。

重点补充维生素

维生素是人体必需的基本元素，对保证早期胚胎器官发育有重要作用，所以准妈妈早期应重点补充维生素。维生素有很多种类，不同种类维生素对身体产生不同影响。

维生素A：可促进胎宝宝生长及嗅觉的正常发育。只存在于动物性食物中，如蛋黄、动物肝脏中。植物性食物不含维生素A，但有些植物性食物含胡萝卜素，可以在人体内转变为维生素A。富含胡萝卜素的蔬菜有菠菜、胡萝卜等。

维生素E：可促进胎宝宝的大脑发育，并预防习惯性流产。准妈妈早期维生素E摄入应以每天14毫克为宜。

维生素B_{12}：人体三大造血原料之一，主要存在于动物性食物中，如鸡蛋、奶和肉类，准妈妈缺乏维生素B_{12}易出现贫血症状，影响胎宝宝的发育和成长。

每天摄入60~80克蛋白质

受精卵分裂速度迅速，准妈妈的子宫、乳房等组织也开始进

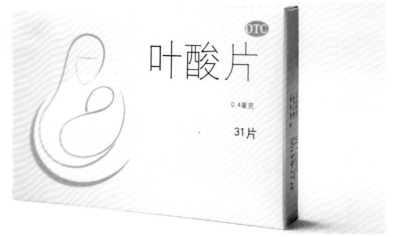

0.4毫克（等于400微克）规格的叶酸片每天1片，就能满足孕早期对叶酸的需求。叶酸片最好是在饭后半小时用温水送服，与维生素B_6补充剂的服用时间错开。

入缓慢变化期，而这些变化需要优质蛋白质的支持。所以孕1月的准妈妈要补充丰富的优质蛋白质，保证每天摄入60~80克蛋白质，而食物来源应丰富多样，鱼、肉、蛋、奶都应有所摄入，才能保证营养均衡。

能吃多少吃多少

准妈妈不必因为担心进入孕育期，需要储备足够的能量而刻意多进食。身体是健康与否最好的衡量器，只要顺从身体的信号，就能平安顺利地生下健康宝宝。

继续补充叶酸

在备孕期到孕期的前3个月期间都应持续服用叶酸片（400微克）。叶酸片最好是饭后半小时左右用温水送服。孕中期可停服叶酸片，从食物中摄取就可以了。

宜吃天然酸味食物

不少准妈妈在孕早期嗜好酸味食物，但要注意一定要选择天然酸味食物。加工过的酸味食物如酸菜、果脯等，含有某些有害物质，母体摄入过量可影响胚胎细胞的正常分裂增生，准妈妈不宜多吃。生活中很多天然酸味食物，如葡萄、橘子、酸枣、草莓、西红柿、樱桃、杨梅、石榴、海棠果等，准妈妈喜欢酸味食物时，不妨吃这些天然食物。

每天喝1杯牛奶

整个孕期，准妈妈要储备约50克的钙，其中30克供给胎宝宝。而牛奶中含有较多的钙、维生素A、维生素D等营养素，而且铁、磷、钾、镁等矿物质的搭配也十分合理。营养学家也发现，准妈妈每天喝1杯牛奶，使胎宝宝的体重平均增加41克。因此，牛奶非常适合准妈妈每天喝。

忌过量食用高糖食物

怀孕后，由于体内胎宝宝的需要和女性本身代谢的变化，如不多加注意，就容易增加患妊娠糖尿病的风险。如果准妈妈在孕期过量摄入高糖食物，或者富含碳水化合物的食物，患妊娠糖尿病的概率就会大大增加，不利于准妈妈身体健康，也不利于胎宝宝健康成长。

避免吃辛辣食物 《

辣椒、芥末、韭菜、茴香、生姜、咖喱等辛辣食物和调味料，少量食用增进食欲，如果吃多了就会刺激肠胃，易引起消化功能紊乱。

怀孕后，随着胎宝宝成长，本身就会导致准妈妈消化功能紊乱，造成便秘等问题。若准妈妈在孕早期过于嗜辣，不但会加重准妈妈肠胃负担，引发更严重的便秘或痔疮，而且会影响准妈妈对胎宝宝的营养供给。所以准妈妈最好不要吃过于辛辣的食物，甚至在计划怀孕时就应减少或停止吃辛辣食物。

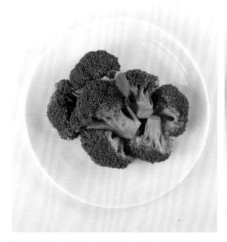

西蓝花：含有丰富的叶酸、维生素K，是保证母婴健康的极佳食材。西蓝花中还含有丰富的膳食纤维，能有效降低人体对葡萄糖的吸收，降低血糖。

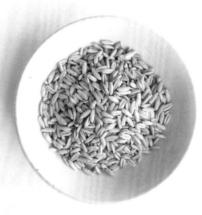

燕麦：富含锌和B族维生素，有利于准妈妈肠胃健康。皮肤过敏、肠道敏感的准妈妈不适宜吃太多的燕麦，以免引起胀气、胃痛、腹泻等身体不适。

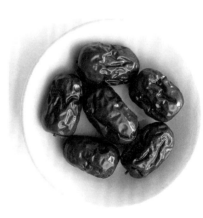

红枣：孕期出现脾胃虚弱、倦怠无力的现象，准妈妈可以吃点红枣来调理身体。准妈妈每天吃2~3颗即可。有食积、便秘症状的准妈妈不宜吃红枣。

健康食谱推荐

星期	早餐A	早餐B	午餐A	午餐B	晚餐A	晚餐B	加餐
一	肉松面包 牛奶 苹果	豆包 燕麦南瓜粥 苹果	米饭 什锦烧豆腐 牡蛎烧生菜	米饭 熘肝尖 棒骨海带汤	红枣鸡丝糯米饭 家常焖鳜鱼 凉拌土豆丝	西红柿鸡蛋面 香菇油菜 抓炒鱼片	红枣花生蜂蜜汤 苹果 榛子
二	馒头 玉米粥 香芹拌豆角	牛奶 全麦面包 鸡蛋	米饭 鱿鱼炒茼蒿 鸡蛋羹 凉拌土豆丝	鸡丝面 蒜蓉茄子 西红柿炒鸡蛋	面条 乌鸡炖补汤 煮花生	米饭 海带排骨汤 牡蛎炒生菜	牛奶 强化营养饼干 香蕉
三	芝麻粥 煮鸡蛋 蔬菜沙拉	大米粥 奶汁烩生菜 煮鸡蛋	米饭 虾仁豆腐 紫菜汤 清炒小白菜	烙饼 青椒炒肉丝 白菜炖豆腐	米饭 焖牛肉 香椿芽拌豆腐	豆角肉丁面 芝麻圆白菜 乌鸡炖补汤	牛奶 粗粮饼干 核桃
四	煮鹌鹑蛋 香菇菜心面	芝麻烧饼 豆浆 香蕉	米饭 甜椒炒牛肉 家常焖鳜鱼	豆腐馅饼 虾仁西葫芦 清炒油麦菜	牛肉饼 香干芹菜 芦笋炒百合	米饭 清蒸鲈鱼 奶酪蛋汤	莲子芋头粥 牛奶 葵花子
五	豆包 燕麦南瓜粥 煮鸡蛋	大米粥 花卷 煮鸡蛋	豆腐馅饼 糖醋藕片 棒骨海带汤	红豆饭 什锦西蓝花 清蒸鱼	米饭 胡萝卜肉丝汤 白菜炖豆腐	馒头 干煎带鱼 鸭血豆腐汤	牛奶 烤馒头片 水果沙拉
六	全麦面包 牛奶 苹果	牛奶大米粥 豆包 蔬菜沙拉	米饭 西蓝花烧双菇 香菇山药鸡 蛋花紫菜汤	米饭 清蒸排骨 牡蛎炒生菜	小米粥 菠菜炒鸡蛋 板栗烧仔鸡	花卷 燕麦南瓜粥 炖排骨 蔬菜沙拉	葡萄姜蜜茶 板栗 橙子
日	全麦面包 牛奶 煮鸡蛋	八宝粥 煮鸡蛋 苹果	米饭 甜椒牛肉丝 素什锦	西红柿鸡蛋面 蒜蓉西蓝花 酱猪肝	二米粥（大米、小米） 香菇油菜 红烧鸡块	黄豆芝麻粥 土豆烧牛肉 煮花生	橙汁酸奶 葡萄 松子

胎教重点

从计划怀孕的那一刻起，就将胎教计划也提上日程吧，精心准备一份独一无二的孕期胎教方案，让胎宝宝从中感受艺术的熏陶，体验语言的奥妙，徜徉知识的海洋，接受美丽事物的感染。

提供一个良好的环境

胎教最重要的是给胎宝宝提供一个优良的环境，而胎宝宝所生活的环境包括准妈妈的身体环境、准爸妈的生活环境。准爸妈在孕期要注意环境舒适，保持心情愉悦，以利于安心养胎。胎教时，准妈妈要有意识地进行心理调适，让心态更加平和，更加愉悦；不要大悲大怒、大喜过望，要保证自己的身体健康和情绪愉快，夫妻恩爱感情稳定，保护好孕育初期的胎宝宝。

胎教不是为了培养天才

胎教并不是为了生出一个高智商的天才宝宝，胎教的目的是准爸妈和胎宝宝共同体验一次奇妙并快乐的孕育之旅。在快乐的氛围中，实现爱的传递，生出一个健康快乐的宝宝。胎教也是促进准妈妈身体健康，预防胎宝宝发育不良，以及培养胎宝宝气质品格的调养方法，它不能改变遗传因素，无法确保一个"天才"宝宝的诞生。

胎教方式可以多样化

胎教不必拘于形式，只要是准爸妈觉得舒适、安心的形式，都可以成为胎教。当然，胎教形式也有很多种，音乐胎教、抚摸胎教、语言胎教、意志胎教、美学胎教、知识胎教、光照胎教，不论哪一种形式，只要能够得到准爸妈和胎宝宝的喜欢，就是好的胎教。准妈妈可以每天按照实际情况安排一次10分钟左右的胎教时间，可以放在闲暇时间或在睡觉前。如果准妈妈没有时间或心情不好，就不要匆匆应付了事，因为良好的心情和态度是胎教的基础。

胎教让宝宝更聪明

受过良好胎教的宝宝，如果在出生后继续进行系统的感觉教育，进步会更加迅速。一听见在胎宝宝期听过的音乐表现得非常高兴，甚至会随着韵律和节奏扭动身体。

» 夜里能睡觉，很少哭闹，宝宝睡眠质量很高。

» 说话早。2~3个月就能发"a、u、ba、ma"等音，1岁时会说2~4个字的词句。

» 走路早。宝宝抬头、翻身、坐、爬、站等动作都早，动作敏捷、协调。

» 小手灵活。抓、拿、取、握、穿、套、绘画等能力强。

孕**2**月（5~8周）

到了孕2月，大部分准妈妈开始出现早孕反应，食欲和情绪也会受到影响。孕吐，民间俗称"害喜"，是准妈妈孕期生活开始最为明显的标志。孕吐一般会在孕4~8周出现，在孕8~10周达到顶峰，12周时回落，也有一些准妈妈孕吐的持续时间会长一些。

胎宝宝：小尾巴逐渐消失

胎宝宝的小尾巴消失了，眼睛、鼻孔、嘴唇、舌头等开始发育，小胳膊和小腿也长长了许多。胎宝宝的主要器官都在这个阶段开始形成，所以特别脆弱，要避免任何危害性因素的影响。

准妈妈：出现早孕反应

准妈妈最大的变化是月经停止了，子宫变得和鹅蛋一样大小，阴道分泌物增多。多数准妈妈开始"害喜"。由于雌激素和孕激素的变化，准妈妈会出现疲劳、烦闷、嗜睡等不适。

体重管理 《

体重还没有明显变化

到本月末，胎宝宝身长2厘米左右，体重约4克。因为胎宝宝很小，所以准妈妈的体重还没有明显的变化。整个孕早期，准妈妈的平均体重增长1~2千克，有些准妈妈孕吐严重时，体重还会不增反降。

不少准妈妈以为孕期"吃得越多，体重增加越多越好"，对饮食不加节制，这是错误的。合理的体重增长，才能保证胎宝宝的健康发育和顺利分娩。在孕早期，由于胎宝宝还很小，对营养素的需求量并不大，所以饮食应该重质而不是量。

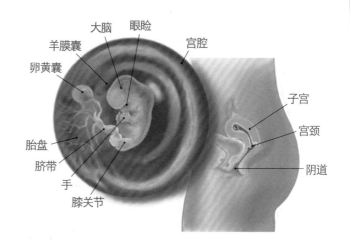

大脑　眼睑
羊膜囊　　　宫腔
卵黄囊
　　　　　　　子宫
　　　　　　　宫颈
胎盘
脐带　　　　　　阴道
手
膝关节

倒计时
离宝宝**出生**还有 **8** 个月

本月大事记

最重要的事

面对孕吐要淡定

能吃多少吃多少，吃不下去也不要担心影响胎宝宝的健康，他/她目前对营养的需求并不大。

预防感冒

注意保暖，勤洗手，保持适宜的室内温度和勤通风，少去人群密集的场所。

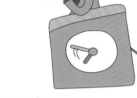

不可盲目保胎

不是所有的先兆流产都要保胎，流产掉畸形胎宝宝不是一件坏事。

推算预产期

确定怀孕后，就可以通过末次月经日期和同房日期推算预产期。

办理准生证

宝宝出生、上户口及其他福利都和准生证紧密相关。当然，也有很多大城市取消了准生证。

合理解决怀孕和工作的矛盾

怀孕有时候会让工作变得力不从心，要尽量争取领导和同事的理解。

不要剧烈运动

剧烈的腹部运动或碰撞都可能会导致流产。

孕10月 孕1月
孕9月 孕2月
孕8月 孕3月
孕7月 孕4月
孕6月 孕5月

孕期好心情调适

90%左右的准妈妈都会有心理焦虑，准妈妈可能会担心宝宝是不是健康，自己是否会变得很胖，如何协调怀孕和工作之间的矛盾，怎样克服孕期不适等。其实保持一份平和稳定、积极乐观的心情，不仅能缓解孕期的压力，对胎宝宝的健康也很有帮助。

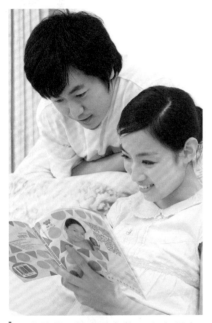

和准爸爸一起看孕产书，了解得越多，焦虑越少，对自己越有信心。

缓解压力的生活小妙招

有心理压力的准妈妈，要给自己找一个快乐的理由，多想些开心的事情，多做些自己感兴趣的活动。

» 买一本关于编织的书，买些五颜六色的毛线，学着为小宝宝织点小物件，这个过程会让你很兴奋，也很有成就感。

» 每天或每周记一次怀孕日记，记下你的体重变化，你的日常饮食安排，你的感受和变化，还有你对宝宝的畅想。

» 读一些自己感兴趣的书，如漫画书，或漂亮的孕产类图文书。

» 可以浏览孕婴网站、论坛，和其他准妈妈交流。多学习、多交流，会让你对自己更有信心。

» 请家人每天照着孕期营养食谱做几道自己想吃的菜。准妈妈也可以自己做，不仅吃得满足，还能练厨艺。

怀孕后，你会发现自己的空闲时间要比以前富余多了，这时候充分利用这些空闲时间，你会发现孕期的另一种乐趣。

准爸爸给准妈妈更多的关心

由于体内激素的改变，准妈妈容易产生伤感、委屈、焦躁等情绪。准爸爸这时候要多理解、多包容准妈妈，并及时给予安慰和关心，让自己成为消除准妈妈不良情绪的"良方"。下班后多和准妈妈说说话，饭后陪准妈妈去散步，尽量陪准妈妈一起去产检……这些举动都能让准妈妈的心情好起来。

准妈妈情绪不稳定，胎宝宝会"不安" 《

准妈妈与胎宝宝有共同的血液循环，当准妈妈情绪不稳定，如受到惊吓、亢奋或压抑悲伤，胎宝宝也会感到焦躁不安。良好的情绪可以使胎宝宝获得足够的安全感，准妈妈要学会控制和调节自己的情绪，尽量保持平静、稳定的心情。

在孕早期，准妈妈心理调节的主要目的是从心理上完全接受怀孕。将怀孕纳入到自己的生活计划中，对孕期可能出现的各种生理变化要有正确的认识，尽早进入母亲这一角色。只有从心底把自己当作一位母亲，你才能更积极、自信地面对孕期的各种身心变化。

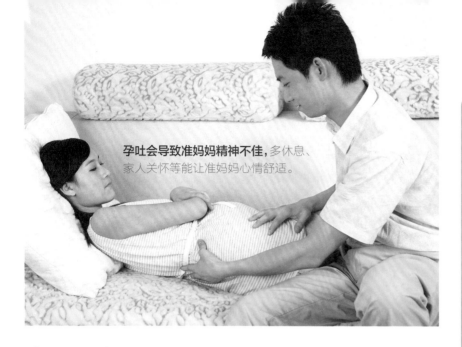

孕吐会导致准妈妈精神不佳, 多休息、家人关怀等能让准妈妈心情舒适。

本月最常见的问题

经常孕吐,胎宝宝会不会营养不足

孕吐几乎是每位准妈妈在孕早期都要经历的事,不用担心,孕吐不会一直持续,到了孕中期,准妈妈就会感觉舒适很多。而且在孕早期,胎宝宝还很小,准妈妈不必加强营养,只需在口味上选择自己想吃的东西,少食多餐,及时补充水分,多吃富含维生素的食物,多呼吸新鲜空气即可。

孕吐严重要去医院治疗吗

如果孕吐严重,导致吃啥吐啥,严重影响正常进食,就被称为"妊娠剧吐"。这很容易引起营养缺乏和脱水,准妈妈应该及早去医院治疗。延误治疗不仅损害自身的健康,也不利于胎宝宝获取营养,影响正常发育。

先兆流产还能继续妊娠吗

如果是由于过度劳累、从事重体力劳动、腹部外伤等引起的先兆流产,经过医生诊断胚胎发育正常,就可以保胎。有些准妈妈出现先兆流产后,由于担心药物会影响到胎宝宝,干脆放弃保胎,其实这是不对的。

准妈妈发现有先兆流产的迹象（如见红、腹痛等）,应尽快去医院检查。因为导致先兆流产的原因有很多,治疗方法也因人而异。如果盲目选择保胎药,就会对胎宝宝造成不利影响。准妈妈在保胎期间,除了卧床休息、停止性生活外,还要保持情绪稳定、避免紧张。如果胚胎正常,经过休息和治疗后,引起流产的原因被消除,出血停止,就可以继续妊娠。

✚ 保胎要保到什么时候

保胎要保到什么时候？这是准妈妈保胎最关注的一个问题。轻微的先兆流产,经过休息以及补黄体酮治疗,3~5天没有症状就可以考虑停止用药,之后注重休息调养就可以。

如果是因为卵巢功能不良引起的先兆流产,保胎时间就相对长一些,需要到孕12周以后,胎盘功能逐渐完善起来,经医生许可才可以考虑停用保胎药。

如果是因为宫颈功能不全引起的习惯性流产,那么至少要保胎到上次妊娠流产孕周以后的时间。不管是哪种情况的保胎,准妈妈都要听取医生的建议。

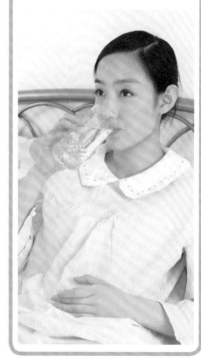

生活细节

可以适度运动

适度运动不仅可以增强准妈妈对身体的控制力，还可以使准妈妈感到精力充沛。适当的运动还可以加强肠蠕动，减少孕期便秘，预防疾病。

孕早期，准妈妈的子宫增大不明显，几乎感觉不到胎宝宝的重量，因此运动起来不会太辛苦。适合孕2月准妈妈的运动有散步、慢跑、台球等，时间控制在30分钟以内。以上这些运动，动作都较缓慢，所以非常适合孕早期的准妈妈。散步和慢跑可以帮助消化、促进血液循环、增加心肺功能，而打台球是调节心情的非常不错的运动方式。

不过运动前要先热身，适当的热身活动可使身体更容易适应常规锻炼的要求。热身有助于减轻紧张感，慢慢地活动肌肉和关节，可防止肌肉过度伸展，减少受伤的危险。热身还能刺激血液循环，使准妈妈和胎宝宝供氧充足。如果不热身，可能引起肌肉强直和痉挛。

准妈妈在运动时要注重安全。孕早期是自然流产的相对高发期，胎盘发育不完善，跳跃、扭曲或快速旋转等运动千万不能做，以免发生危险。准妈妈在进行运动的时候，还要注意衣服样式要宽松，穿合脚的平底鞋。

办理准生证

"准生证"就是计划生育服务证，这是宝宝的第1个证件，当你计划要一个宝宝或者在刚刚怀上宝宝的时候，就应该着手去办理了。这张证明是宝宝降临到这个世界的合法"通行证"，宝宝出生、上户口及其他的福利都和它有密切关系。

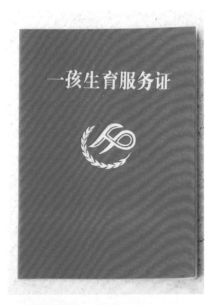

准生证是宝宝合法降生的"通行证"，还关系到上户口及其他福利。

准生证怎么办理　《《

》所需材料：夫妻双方户口本；夫妻双方身份证；结婚证原件和复印件；夫妻双方的初婚初育证明，可由工作单位或户口所在地居委会开具，加盖公章；女方1寸免冠照片1张。

》办理单位：夫妻其中一方户籍所在地乡镇（街道）计划生育办公室。

》办理程序：夫妻双方由单位或户籍所在地街道办事处开具从未生育过子女的证明，持有该证明和结婚证原件及复印件、双方户口本、双方身份证，到夫妻其中一方户籍所在地乡镇（街道）计划生育办公室进行办理。

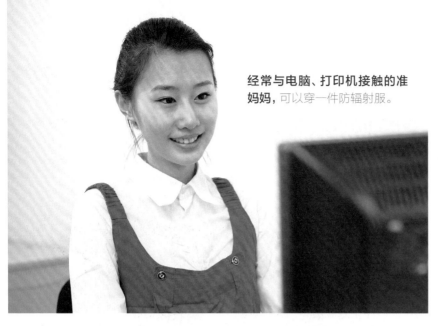

经常与电脑、打印机接触的准妈妈，可以穿一件防辐射服。

准备一件防辐射服

防辐射服的防辐射奥秘在于其含有金属纤维，金属纤维对日常生活中的电脑、手机等释放出的电磁波辐射有一定的阻挡作用，对近距离在电脑、复印机前工作的准妈妈能起到一定的防护作用。选购防辐射服时还应考虑可洗涤性、透气性、穿着舒适性等因素。防辐射服也不是价格越高越好。

注意远离噪声

如果准妈妈每天接触50~80分贝的噪声2~4小时，可能会使胎宝宝大脑受伤。85分贝以上（重型卡车噪声是90分贝）强噪声会对胎宝宝产生不良影响。噪声还会使准妈妈内分泌腺功能紊乱，引起子宫强烈收缩，导致流产或早产。因此，准妈妈要警惕身边的噪声，防止受噪声影响。

洗澡采取淋浴方式

准妈妈洗澡时应站立淋浴，避免坐浴。因为怀孕后，准妈妈内分泌发生了多方面的变化，使阴道里具有杀灭细菌作用的酸性分泌物减少，防御能力降低。如果坐浴，脏水里的细菌、病毒可能进入阴道、子宫，引起阴道炎、输卵管炎，或引起泌尿系统感染，使准妈妈出现畏寒、高热、腹痛等症状，并增加了吃药的机会，对胎宝宝很不利。

夏季避免贪凉

夏季炎热，很多准妈妈贪凉，整日坐在凉爽的空调房间内，不出去走动，夜晚则迎风而卧。其实，准妈妈这样做并不好。久坐不动会影响血液循环，进而影响胎宝宝发育；而夏季迎风而卧，易患风寒，对准妈妈的身体健康不利。

✚ 预防感冒从细节做起

注意保暖，防止季节性感冒。春、冬季气温低，准妈妈要注意保暖，特别是足部的保暖。如果足部受凉，会反射性地引起鼻黏膜血管收缩，容易受到感冒病毒侵扰。

勤洗手，防止病从口入。准妈妈要勤洗手，尤其在触碰了钱、门把手、水龙头、电梯扶手等后，要及时洗净双手。如果家中有感冒患者，准妈妈要避免接触感冒者使用过的碗碟，以免被传染。

少去人群密集的公共场所。准妈妈应尽量避免前往人群密集的公共场所，防止被传染；去逛超市、看电影，要尽量戴上口罩，最好选择纯棉的或棉纱材质的口罩。

保持适宜的室内温度、湿度。居室要经常开窗通气，并且保持温度、湿度适宜。

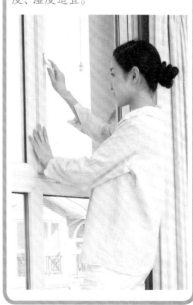

第一章 孕检到产检，知道越多越安心

第二章 十月怀胎

第三章 分娩

这样吃最营养

本月有的准妈妈体重会下降，主要是早孕反应大引起的，这时准妈妈要吃些开胃止吐的食物，如柠檬姜汁；还可随身带些坚果吃，补充能量的同时，又可促进胎宝宝大脑发育。

蛋白质每天摄入80克左右为宜

孕2月是胎宝宝发育的关键时期，准妈妈如果缺乏蛋白质，会导致胎宝宝发育迟缓、身体过小，甚至还会造成胚胎畸形。所以，准妈妈要确保胎宝宝发育所需的足量蛋白质。

摄入量：每天的摄入量以80克左右为宜。这个月内，对于蛋白质的摄入，不必刻意追求一定的数量，但要注意保证质量。今天想吃就多吃一点，明天不想吃就少吃一点，或者不吃也可以，顺其自然就好。

食物来源：可以考虑以植物蛋白代替动物蛋白，豆制品和蘑菇等食物可以多吃一些。准妈妈可以在背包和办公桌抽屉里放一些松子、核桃、榛子之类的坚果，随时吃几粒，有助于补充蛋白质，也有利于胎宝宝大脑发育。

碳水化合物每天不少于150克

碳水化合物和脂肪是为人体提供能量的重要物质，可以防止准妈妈因低血糖引起的晕倒和其他意外。

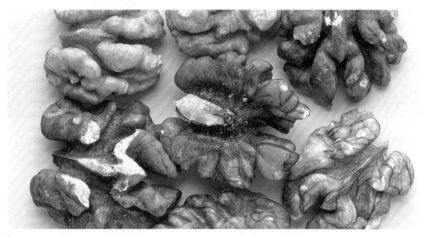

核桃每天吃2~3个就够了。 核桃富含易被人体吸收的蛋白质和脂肪，还能益智补脑，但吃多了不利于控制体重。

摄入量：这个月准妈妈对碳水化合物的需求每天应不少于150克。如果由于早孕反应而吃不下含脂肪类食物，就不必强求自己，人体可以动用自己储备的脂肪。只要孕前做好了充分的营养摄入，此时大可不必担心营养不足。

食物来源：如果早孕反应比较严重，准妈妈更应该抓住任何可进食的机会。此外，豆类食品、蛋类、奶类也可以补充脂肪。淀粉含量丰富的食品不妨多吃一些，以提供必需的能量。

多吃些开胃清淡的食物

孕早期是早孕反应较严重的时期，可以多吃些开胃的清淡食物，有助于减轻孕吐。早孕反应严重的准妈妈，因为剧烈的呕吐容易引起体内的水盐代谢失衡，所以要注意补充水分，多吃新鲜水果和蔬菜。

每天吃1根香蕉

香蕉富含钾，有降压、保护心脏与血管的作用；含丰富的叶酸、亚麻酸和维生素 B_6，能保证胎宝宝神经管的正常发育，避免无脑、脊柱裂等严重畸形的发生。

适当吃些苦味蔬菜

芥蓝、苦瓜等苦味蔬菜，除了可以清热消暑之外，还可以起到刺激唾液及胃液分泌、促进胃肠蠕动的作用，对于改善准妈妈的消化吸收、增进食欲等都有好处。

有种说法称，苦瓜中含有奎宁，可能会导致流产，所以准妈妈应忌食苦瓜。事实上，苦瓜中确实含有微量的奎宁，但由于含量非常小，对准妈妈不会产生明显的不利影响。不过苦瓜性凉，脾胃虚寒的准妈妈不宜过多食用。

可以适当吃零食

适量吃零食是可以的，但最好是吃一些水果、坚果等食物，不仅可以补充丰富的营养素，对改善准妈妈的不良情绪也有较好的作用。

少吃高脂肪、高糖分、高热量的零食，如巧克力、炸薯条等。这些食物不利于准妈妈控制体重，而且还含有人工色素等添加剂，不利于准妈妈和胎宝宝的健康。

不宜只吃素食

准妈妈妊娠反应比较大时，可能会出现厌食的情况，特别不想吃荤腥油腻的食物，而只吃素。胎宝宝如果缺乏蛋白质、不饱和脂肪酸等，会造成脑组织发育不良，影响智力发育。

大补不可取 《《

孕期补充营养很重要，但也要注意不要过量，过量会增加身体的负担，不利于健康。特别是人参、蜂王浆等滋补品含有较多的激素，准妈妈滥用这些滋补品会干扰胎宝宝的生长发育，而且滋补品吃得过多会影响正常饮食营养的摄取吸收，引起人体整个内分泌系统的紊乱和功能失调。

准妈妈可以用枸杞子、莲藕、山药等食材熬粥或炖汤，滋补的同时养胃护脾，每次1~2小碗。

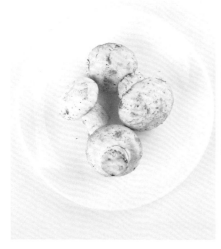

口蘑：味道鲜美，口感细腻软滑，很适合食欲不佳的准妈妈食用。口蘑还能增强抵抗力，富含的维生素D能促进钙吸收，有利于骨骼和牙齿健康。

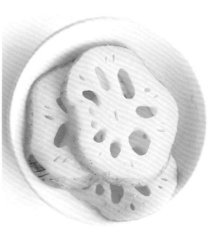

莲藕：微甜而脆，可生食也可做菜，富含碳水化合物、蛋白质等营养成分，可以健脾止泻，能增进食欲、促进消化，是准妈妈开胃消食的好食材。

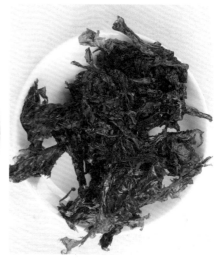

紫菜：孕期容易出现记忆力下降、贫血等现象，紫菜中富含碘、钙、磷、铁等，适当吃些可增强记忆、预防贫血，并能促进胎宝宝骨骼和牙齿的生长。

健康食谱推荐

星期	早餐A	早餐B	午餐A	午餐B	晚餐A	晚餐B	加餐
一	蛋炒饭 牛奶 香蕉	小米粥 馒头 柠檬水	黑豆饭 什锦烧豆腐 山药羊肉汤	米饭 鲜蘑炒豌豆 菠菜鱼片汤	红枣鸡丝糯米饭 家常焖鳜鱼 凉拌土豆丝	西红柿鸡蛋面 香菇油菜 抓炒鱼片	苹果 核桃 牛奶
二	玉米粥 凉拌海带丝 煮鸡蛋	牛奶 三明治 香蕉	米饭 鸡蛋羹 鱿鱼炒茼蒿	鸡丝面 蒜蓉茄子 西红柿炒鸡蛋	米饭 红烧带鱼 西菠菜蛋花汤	米饭 海带排骨汤 芦笋炒百合	牛奶 全麦面包 香蕉
三	馄饨 煮鸡蛋 蔬菜沙拉	八宝粥 煮鸡蛋 凉拌黄瓜	米饭 西红柿炖牛腩 红烧茄子	烙饼 青椒炒肉丝 紫菜蛋花汤	面条 焖牛肉 香菇豆腐	米饭 乌鸡滋补汤 芝麻圆白菜	水果拌酸奶 开心果
四	糯米粥 煮鹌鹑蛋	芝麻烧饼 豆浆 水果沙拉	米饭 虾仁豆腐 凉拌土豆丝	红豆饭 山药羊肉汤 抓炒鱼片	牛肉饼 香干炒芹菜 蚝油生菜	面条 清蒸鲈鱼 凉拌黄瓜	红枣花生蜂蜜汤 牛奶 榛子
五	燕麦南瓜粥 煮鸡蛋 苹果	花卷 西红柿蒸蛋	豆腐馅饼 凉拌黄瓜 棒骨海带汤	米饭 虾仁西葫芦 熘肝尖	米饭 西芹炒百合 胡萝卜肉丝汤	馒头 干煎带鱼 紫菜汤 凉拌西红柿	苹果玉米汤 水果沙拉
六	牛奶 面包 拌豆腐干丝	八宝粥 煮鸡蛋	黑豆饭 糖醋莲藕 香菇山药鸡	米饭 清蒸排骨 西蓝花烧双菇	猪血鱼片粥 菠菜炒鸡蛋 鲜蘑炒豌豆	虾仁粥 花卷 炖排骨 蔬菜沙拉	花生 橙子 甘蔗姜汁
日	牛奶 全麦面包 苹果	牛肉粥 煮鸡蛋 苹果	米饭 甜椒牛肉丝 素什锦	米饭 家常焖鳜鱼 蛋黄莲子汤	大米粥 香菇油菜 豌豆鸡丝	香菇肉粥 猪血菠菜汤 清蒸鱼	生姜橘皮粥 松子 草莓

胎教重点

　　伴随着得知怀孕消息时的喜悦，准妈妈的早孕反应也随之而来。本月准妈妈最好的胎教方式是保持平和淡定的情绪。因为任何激动不安的情绪，都可能会影响到正发育的胎宝宝。

听准爸爸讲笑话调节情绪

　　怀孕早期，很多准妈妈由于孕吐反应，情绪会变得异常低落。那么就来看几则笑话吧，或者让准爸爸来讲笑话。可以选择童言无忌的笑话等，内容要轻松、积极向上，内容不健康的笑话不要讲。为了胎宝宝的安全，准妈妈要尽量克制大笑。大笑涣散心气，加速心率，腹膈肌上提，腹内压增加，不利于养胎、保胎。

保持平和的心态

　　平和，是指准妈妈心境的宁静，即不急躁、不郁闷、情绪稳定、心情愉悦等精神状态。准妈妈情绪不安不仅影响胎宝宝的身体发育，也会影响胎宝宝的智力发育。准妈妈正常的有节律的心跳声音是胎宝宝最动听的音乐，准妈妈规律的肠蠕动声音，也会给胎宝宝一种稳定的感觉。情绪低落的时候，准妈妈可以把心中所想的说给准爸爸、其他家人甚至好朋友听，无论他们的建议怎样，说出来都会让准妈妈感觉好很多。

看电影，享受胎教时光

　　建议准妈妈不要去电影院观看电影，影院的音响效果会对胎宝宝产生不利影响。在家上网看或买碟看都可以，有准爸爸的陪伴，看一些轻松、温暖、幽默的电影，不仅能满足准妈妈的观影需求，还能使准妈妈情绪放松。

看动画片赶走低落情绪

　　准妈妈可以看一些幽默的动画片来缓解孕早期不舒服的感觉，经常触摸胎宝宝，跟他一起感受动画片的乐趣，把他当成一个有思想、有情感的谈话对象，使胎宝宝的感觉更加丰富和充实。同时还能帮助准妈妈缓解孕 2 月的恶心、呕吐等症状。

勤动脑有助于调节情绪

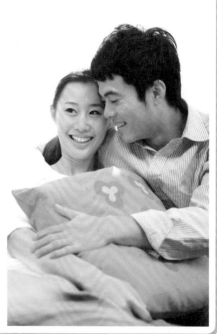

　　» 准妈妈可以适量地读书学习、勤于动脑，做一些动脑游戏，如搭积木、猜谜、玩脑筋急转弯、填数独等，也可以跟准爸爸玩跳棋、五子棋等。那样，胎宝宝也能从准妈妈身上获取游戏时积极的信息，从而促进大脑成长发育。

　　» 准妈妈可以用纸和笔多记录怀孕期间的事情，帮助自己大脑的记忆能力提高，同时这也是给胎宝宝非常好的礼物，回头再看这个过程会很美好！将来可以跟宝宝一起分享妈妈在怀宝宝的心情，还可以增进亲子间的感情。

孕3月（9~12周）

准妈妈的身体正在不断发生变化，准妈妈已经能明显感觉到胎宝宝的存在了。大多数准妈妈的妊娠反应越发强烈，但到本月末，妊娠反应将消失，体内激素的变化影响着准妈妈的心情，这个月准妈妈的情绪起伏变化明显。

胎宝宝：真正意义上的"胎宝宝"

此时的胎宝宝已经是人模人样了，可以真正叫做胎宝宝了。通过仪器观察，你会发现这时的胎宝宝有令人惊奇的本领，能动胳膊、手指和脚趾，还能微笑、皱眉和吸吮拇指。

准妈妈：总想去厕所

增大的子宫开始压迫位于前方和后方的膀胱和直肠，所以准妈妈排尿次数增加，总想去厕所。乳房的变化更明显了，乳晕和乳头色素沉着更明显，乳头周围还出现了米粒大的小结。

体重管理 《

体重变化很小

到本月末，胎宝宝就会长到6厘米左右，体重约7克，相当于2个圣女果的重量，体重变化依旧很小。这个月，准妈妈的外形不会有明显改变，增加的体重可能连自己都不易察觉，也有的准妈妈到了第3个月体重非但没有增加，反而出现了下降的趋势，这是因为食欲缺乏和孕吐导致的。孕吐反应期，准妈妈不用过分地控制体重，只要能吃下去就可以，但也不要吃得过多，尤其是油炸、高糖等高热量的食物不要过多食用。

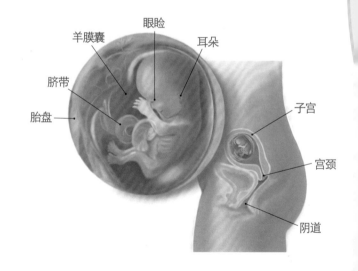

羊膜囊　眼睑　耳朵　脐带　胎盘　子宫　宫颈　阴道

倒计时
离宝宝出生还有7个月

本月大事记

停止戴隐形眼镜

隐形眼镜容易引发角膜炎，最好还是用框架眼镜代替。如果必须配戴隐形眼镜，最好选择周抛型或月抛型。

最重要的事

第 1 次产检

在孕 12 周左右做第 1 次产前检查，建"小卡"。

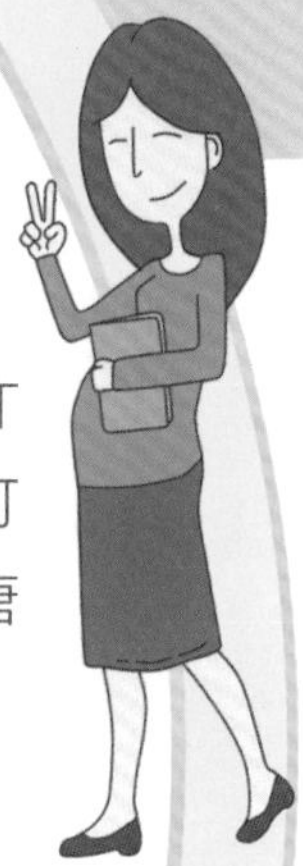

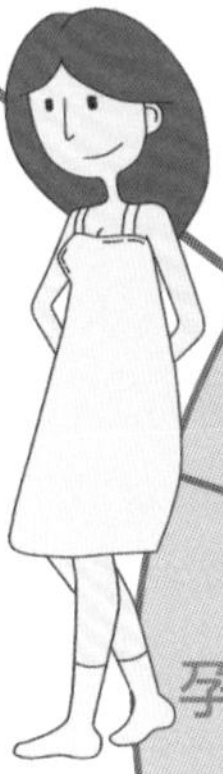

准备孕妇内衣

乳房和腰围的变化，要求准妈妈及时更换更舒适的内衣。

B 超做 NT 检查

孕 11~14 周 是 NT 检查的最佳时间，可以帮助筛查宝宝患唐氏综合征的风险。

孕10月　孕1月

孕9月　孕2月

孕8月　孕3月

孕7月　孕4月

孕6月　孕5月

预防"空调病"

夏季和冬季不要长时间待在空调房里，注重室内通风透气。空调房空气易干燥，要常喝水。

预防便秘

准妈妈要适度运动、多摄取富含膳食纤维的食物，有助于预防便秘。

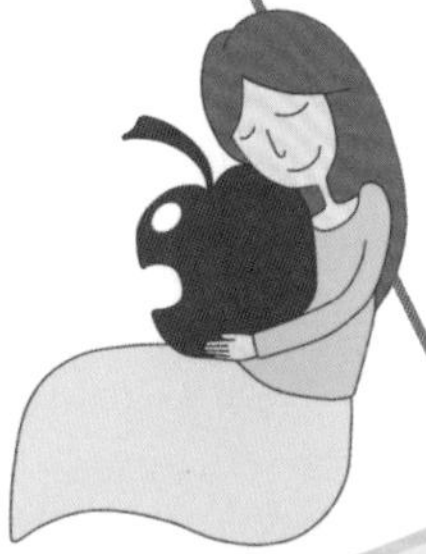

远离电磁辐射

控制电脑、手机、微波炉、电吹风等的使用时长和频率。

孕期好心情调适

当准妈妈出现强烈的妊娠反应时，情绪很容易受到影响，出现激动、易怒或多愁善感。这时候，不仅准妈妈要会调节自己的情绪，尽量使心情平和稳定，准爸爸也要给予准妈妈更多的关爱、呵护，如果发现准妈妈情绪低落，要及时安抚、开导。

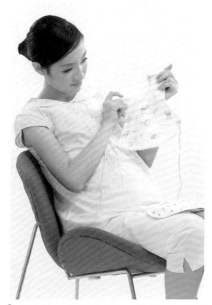

宝宝的小衣服能让你心情愉悦，这些在孕中晚期准备都来得及，但提早准备也没关系。

给孕期增加小插曲

布置一个温馨、宁静而又浪漫的生活环境。在床头上方贴上漂亮宝宝的图片，适当买一些宝宝用品，如宝宝的小衣服、小鞋子等，让这些小插曲时刻提醒你：一个小生命正在肚子里孕育着，不久之后就会来到自己身边。

和母亲一起度过孕期

孕期多和母亲谈心，将自己遇到的问题和困惑向她请教，你会变得更加乐观和坚强，更有勇气去迎接即将出生的宝宝，也会更加理解母亲养育自己的不易和对自己的爱。

准爸爸要理解准妈妈的矛盾心理

无论怀孕是否在计划内，多数准妈妈在孕早期都没有做好为人之母的准备，觉得工作、经济、住房等问题还没处理好。这种矛盾的心理通常表现为情绪低落，总觉得身体不适，认为自己怀孕后变丑了等。

此时，准爸爸对准妈妈的矛盾心理要予以理解和宽慰，多了解一些怀孕的相关知识，用积极的态度鼓励准妈妈的日常活动，帮助准妈妈排遣不良情绪，多赞美准妈妈的母性魅力，帮助准妈妈顺利度过孕期。

改善不良情绪的小方法 《

吃零食调节情绪

美国耶鲁大学的心理学家研究发现，人在吃零食的时候，会通过视觉、味觉以及触觉，将一种美好松弛的感受传递到大脑中枢。准妈妈可以吃些坚果、水果等零食来调节情绪，但也不要吃太多而影响到正餐的进食。

养植物

准妈妈可以养一些水培植物、多肉植物等，这是属于准妈妈和胎宝宝的盆栽，照料和欣赏这些植物，感受生命的力量，准妈妈的心情会好很多。

和其他妈妈交流

经常和其他准妈妈或正在养育宝宝的妈妈交流，在交流中可获得很多对自己有益的信息，对稳定情绪也很有帮助。准妈妈可以在网上找一些和自己预产期很近的"妈妈群"，加入进去，能获得更多的交流。

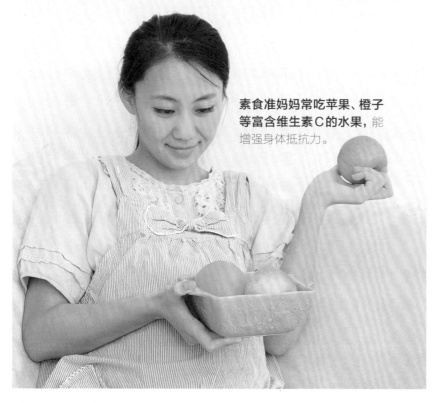

素食准妈妈常吃苹果、橙子等富含维生素C的水果，能增强身体抵抗力。

本月最常见的问题

安检对胎宝宝有影响吗

准妈妈在乘坐地铁、飞机等交通工具时需要过安检，很多准妈妈担心安检会对胎宝宝造成影响。正常情况下，地铁、机场里对人进行安检的都是金属探测仪，不会对人体造成影响，而只有行李才需要X线安检。试验证明，地铁中对行李进行安检的机器所散发出来的辐射量很微小，正常情况下不会给准妈妈造成影响，所以准妈妈可以安心过地铁安检。

不过，国外有些机场采用X线安检，要在这样的机场乘坐飞机时，准妈妈可以向工作人员说明情况，走绿色通道。

素食准妈妈该怎么吃

素食准妈妈应尽量多吃一些豆类和奶类食品，以补充蛋白质。

多吃五谷补充热量，素食准妈妈所需的热量可以从谷类如小米、大米、燕麦和豆类如黄豆、绿豆、红豆等食物中摄取。

维生素B_{12}主要存在于动物性食物中，蔬菜类食物中仅有海藻类和紫菜含维生素B_{12}，因此素食准妈妈要多吃蛋、牛奶、海藻、紫菜等食物。

素食准妈妈有时会出现铁元素摄取略显不足的现象，可多食用芝麻、芹菜、紫菜、木耳等富含铁的食物。

手机的辐射大吗

与X线、电热毯、微波炉等相比，手机的辐射虽然不高，但是手机和准妈妈的日常生活紧密相关。手机在通话接通时辐射量最大，所以在接通电话的瞬间应将手机远离头部。此外，手机在信号不好时，辐射也会增加。

隐形眼镜不能戴了怎么办

在孕期，一系列身体反应会引起各种黏膜水肿，眼睛的角膜也会水肿。这时候，准妈妈的眼球形状都会跟孕前不一样，戴隐形眼镜容易使眼睛受伤。此外，美瞳比普通隐形眼镜要厚，镜片中添加的色彩多为重金属离子，透气性差，会影响眼角膜的呼吸。

除了会造成自身不适，隐形眼镜的护理液也可能会影响胎宝宝，因此隐形眼镜护理液的外包装盒上，一般会标明"孕妇禁用"的字样。准妈妈在怀孕后，要及时更换成框架眼镜。如果有非得戴隐形眼镜的需要，可以选择周抛型或月抛型。

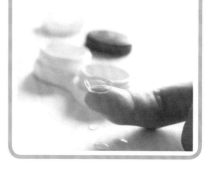

生活细节

坦然面对嗜睡、忘事

孕早期，准妈妈易疲倦、嗜睡，此时没必要硬撑，想睡就睡吧。准妈妈可以选择在状态好的时间段把当天比较重要的工作完成，并把这个情况告诉领导及同事，获得他们的体谅。这种劳逸结合的工作方式，对胎宝宝和准妈妈都有好处。

怀孕后准妈妈会发现自己记忆力不如从前，请放轻松，这也是孕期的表现之一。准妈妈可以利用小笔记本做备忘，或者关照同事提醒自己。

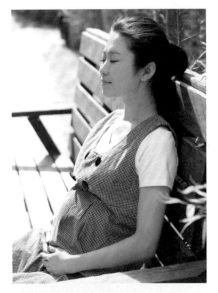

上午9~10点是晒太阳的好时间，此时阳光里的紫外线弱。夏季每天晒半小时就够了，冬季则需要1小时。

准妈妈的床上用品选择

床：准妈妈适宜睡木板床，铺上较厚的床垫，避免因床板过硬，缺乏对身体的缓冲力，导致辗转过频，多梦易醒。但是过于软的席梦思床也不适合准妈妈使用。

枕头：枕头过高会迫使颈部前屈而压迫颈动脉，颈动脉受阻时会使大脑血流量降低而引起脑缺氧。因此，枕头以9厘米（平肩）高为宜。

被褥：理想的被褥是全棉布包裹棉絮，不宜使用化纤混纺织

适当晒太阳 《《

孕3月，准妈妈宜适当多晒太阳。阳光中的紫外线可作用于皮下的脱氢胆固醇，促使合成维生素D，有助于人体对钙质的吸收。此外，紫外线还具有杀菌、消毒作用，所以准妈妈适当晒太阳，不仅可促进健康，还可提高抵抗力，预防传染性疾病，有益于胎宝宝发育。不过，晒太阳虽好，准妈妈也不宜多晒，紫外线过强会伤害皮肤，因此过度晒太阳，可能会加重准妈妈皮肤色素的沉积。夏季出行时，准妈妈还要打把伞，做好防晒工作。

物做被套及床单，以免刺激皮肤，引起瘙痒。

蚊帐：夏天使用蚊帐更有利于睡眠。蚊帐不仅可以避蚊防风，还可吸附空气中飘落的尘埃，过滤空气。

该买孕妇内衣了

本月准妈妈受激素影响，乳房开始增大，以往的内衣大小可能已不符合准妈妈的身体了，此时准妈妈宜更换合适的内衣。需要注意的是，准妈妈应选择纯棉质地的内衣。孕3月准妈妈的腰围也会变粗，以前穿的内裤可能也不太合适了，宜购买孕妇专用的内裤。

小心"空调病"

一项研究显示，长期在空调环境里工作的人，50%以上有头痛和血液循环方面的问题，而且特别容易感冒。这是因为空调使得室内空气流通不畅，负氧离子减少。担负着两个人健康责任的准妈妈，更要特别小心了。预防的办法很简单，就是定时开窗通风。还可以经常出房间走动，也能避免久坐对身体的不利影响。

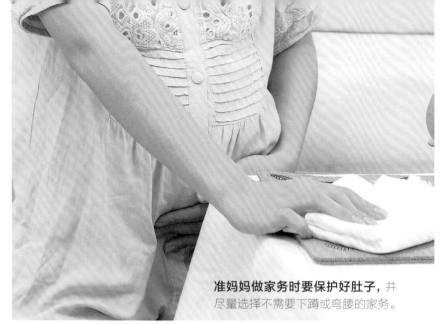

准妈妈做家务时要保护好肚子，并尽量选择不需要下蹲或弯腰的家务。

不能长时间蹲着

准妈妈不要长时间弯腰或下蹲。准妈妈长时间蹲着，容易引起盆腔充血而导致流产。擦地、洗衣服、蹲着上厕所等都需要注意，不宜时间太久。尤其家中的卫生间里如果使用蹲式马桶，则最好改为坐便器，以方便准妈妈使用。

做家务要小心

孕3月，准妈妈可以从事不需要连续蹲起的家务劳动，比如擦、抹家具，扫地、拖地等，但不能登高，也不要搬抬笨重家具。做家务时也不宜用力过猛，冬季尽量避免使用冷水。

洗衣服时最好使用洗衣机，即使是手洗也要保持站姿。晾晒衣服时不要向上用力伸腰，可以借助撑衣杆，或找准爸爸帮忙。

散步是最好的运动方式

只要天气和身体允许，准妈妈最好经常坚持去户外散步。散步的地点适宜选择在林荫道、江边、公园或郊外等空气新鲜人又少的地方。这样，准妈妈不仅可以欣赏风景，排遣内心的孤独和不安感，还可促进身体的血液循环，增强腹部肌肉及骨盆肌肉和韧带的力量，有利于在分娩时顺利生出宝宝。

准妈妈还要注意不去闹市散步。这些地方的空气中汽车尾气含量很高，过多吸入会对胎宝宝的大脑发育造成不利影响。散步刚开始时准妈妈最好步子放慢一些，散步距离约1公里，先每周3次，逐渐增加距离和次数。

避免久坐

由于准妈妈腹部充盈，增大的子宫压迫腔内静脉，阻碍下肢静脉的血液回流，久坐易发生下肢静脉曲张或会阴静脉曲张。同时，长时间相同的坐姿会妨碍子宫的血液循环和供给，直接影响胎宝宝的大脑发育。准妈妈应避免长时间坐着不动，坐一段时间就站起来活动一下。

尽量不要用电吹风 《

准妈妈洗头发之后要及时把头发弄干，避免着凉而引起感冒。但电吹风吹出的热风含有微量的石棉纤维，可以通过准妈妈的呼吸道和皮肤进入血液，经胎盘进入胎宝宝体内，对胎宝宝有不利影响，所以能不用就不要用电吹风。

准妈妈洗完头发可以用干发帽、干发巾。戴上吸水性强、透气性佳的干发帽，很快就可以弄干头发，淋浴后也能马上睡觉，还能防止感冒。干发帽、干发巾要选择抑菌又卫生、质地柔软的。

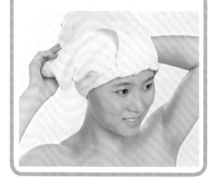

这样吃最营养

现在胎宝宝器官的形成和发育正需要丰富的营养，准妈妈应尽量为胎宝宝多储备一些优质的营养物质，以满足他的成长所需。

维生素A维护胎宝宝细胞功能

维生素A有维护细胞功能的作用，可保持皮肤、骨骼、牙齿、毛发的健康生长，还能促进胎宝宝视力和生殖器官的良好发育。

摄入量：本月准妈妈每天维生素A的摄入量为0.8毫克，80克鳗鱼、65克鸡肝或200克金枪鱼中的任何一种，就能满足准妈妈的每天所需。

食物来源：富含维生素A的食物包括动物肝脏、鱼肝油、牛奶、禽蛋等。芒果、柿子、杏以及胡萝卜、菠菜、豌豆苗、辣椒等黄绿色蔬果富含胡萝卜素，胡萝卜素在人体内可转变为维生素A。

摄取糖分要适量

虽然本月准妈妈需要摄取一定的糖类来为胎宝宝的成长提供能量，但是准妈妈食糖要适量，不可过量。如果摄入糖分过多，可能会造成体内糖分堆积，造成糖代谢的异常，而糖分在体内新陈代谢时，需要大量的维生素，因此维生素就会因消耗过大而不足。

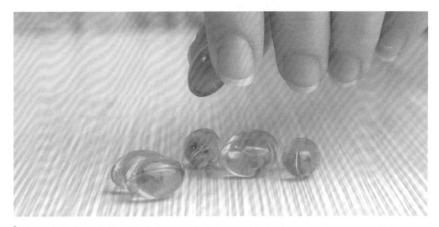

鱼肝油的主要成分是维生素A和维生素D，准妈妈每天分别需要900微克和10微克，在服用鱼肝油要严格按照说明并遵医嘱，不能过量。

DHA促进大脑及视力发育

DHA是脑脂肪的主要成分，对大脑细胞的增殖，神经传导和大脑突触的生长、发育起着重要的作用。因此DHA和EPA、脑磷脂、卵磷脂一起，被称为"脑黄金"。准妈妈如果缺少DHA，对胎宝宝大脑及视网膜的形成和发育极为不利，甚至会造成流产、早产和胎宝宝宫内发育迟缓。

摄入量：准妈妈一周内至少吃1次鱼，以补充足够的DHA。

食物来源：核桃、松子、葵花子、杏仁、榛子、花生等坚果类食品和海鱼等。

钠盐每天以3~5克为宜

摄入过多钠，易引起水肿，并会导致血压升高，这会增加准妈妈患妊娠高血压综合征的危险，使准妈妈更加辛苦，同时也不利于胎宝宝发育。孕3月，准妈妈的肾脏功能开始生理性减退，排钠量相对减少，与身体相对应的是准妈妈应适度减少钠的摄入量，尤其是那些基础血压原本就偏高，或者家族中有高血压、糖尿病等遗传病史的准妈妈。

所以钠盐摄入量以每天3~5克为宜。味精、酱油、咸菜、腌肉、咸罐头等富含钠的食物要少吃。

吃些抗辐射的食物

电脑、电视、空调等各种电器都能产生辐射，辐射对细胞分裂有破坏作用，在孕早期会损伤胚胎的微细胞结构，胎宝宝出现畸形的概率会大大增加。因此准妈妈应多食用一些抗辐射食物。

西红柿、西瓜、红葡萄柚等红色水果含有丰富的番茄红素。番茄红素是迄今为止所发现的抗氧化能力最强的类胡萝卜素，它的抗氧化能力是维生素E的100倍，具有极强的清除自由基的能力，有抗辐射、预防心脑血管疾病、提高免疫力、延缓衰老等功效。

各种豆类、橄榄油、葵花子油和十字花科蔬菜富含维生素E。维生素E具有抗氧化活性，可以减轻电脑辐射导致的过氧化反应，从而减轻对皮肤的损害。

鱼肝油、动物肝脏、鸡肉、蛋黄富含维生素A，西蓝花、胡萝卜、菠菜等富含胡萝卜素，不但能合成视紫红质，还能使眼睛在暗光下看东西更清楚。因此上述食物不但有助于抵抗电脑辐射的危害，还能保护和提高视力。

绿茶能降低辐射的危害，茶叶中的脂多糖有抗辐射的作用，但准妈妈一定要少喝，以免影响铁元素的吸收。

海带是放射性物质的"克星"，含有一种称作海带胶质的物质，可促使侵入人体的放射性物质从肠道排出。

用多种鱼类代替肉类 《《

鱼类含有大量的优质蛋白质，而且低脂肪、低胆固醇，不仅营养丰富，口感细嫩，而且容易消化，很适合不喜欢吃肉的准妈妈。素食准妈妈可以每周至少吃1次鱼类，这对胎宝宝机体和大脑的健康发育大有裨益，而且不要只吃一种鱼，尽量吃不同种类的鱼。保留营养的最佳方式就是清蒸，用新鲜的鱼炖汤也是保留营养的好方法。

淡水鱼里常见的鲈鱼、鲫鱼、草鱼、鲢鱼、黑鱼，深海鱼里的三文鱼、鳕鱼、鳗鱼等，都是不错的选择。

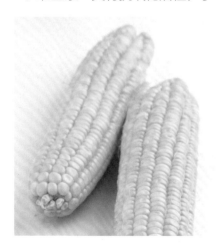

玉米：玉米中的膳食纤维能加速排除准妈妈体内毒素，天然的维生素E则有促进细胞分裂、延缓衰老的作用，丰富的钙可起到降血压的功效。

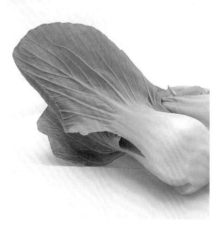

油菜：含有丰富的维生素、矿物质和膳食纤维，有利于促进准妈妈的新陈代谢功能，从而起到滋阴润肠、预防上火、便秘的功效。

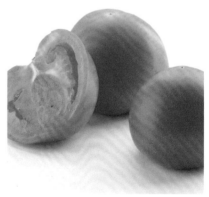

西红柿：含有丰富的维生素C、β-胡萝卜素和B族维生素，对发热烦渴、口干舌燥、牙龈出血、胃热口苦、虚火上升有较好的治疗效果。

健康食谱推荐

星期	早餐A	早餐B	午餐A	午餐B	晚餐A	晚餐B	加餐
一	小米粥 煮鸡蛋 生菜沙拉	山药燕麦粥 烤馒头 苹果	五谷饭 盐水鸡肝 牛奶浸白菜	菠菜鸡蛋面 家常豆腐	米饭 菠菜炒鸡蛋 家常焖鳜鱼	花卷 虾皮紫菜汤 西红柿炖牛腩	牛奶 全麦饼干 开心果
二	肉蛋羹 牛奶 香蕉	芝麻烧饼 豆浆	豆腐馅饼 熘肝尖 银耳拌豆芽 棒骨海带汤	二米饭（大米、小米） 香油鲜紫菜 葱爆酸甜牛肉	米饭 宫保鸡丁 菠菜蛋花汤	馒头 干煎带鱼 鸭血豆腐汤 凉拌黄瓜	全麦面包 橙汁酸奶
三	蛋炒饭 牛奶 凉拌西红柿	牛奶 西红柿汁 煮鸡蛋	米饭 凉拌海带 虾仁豆腐 鸭肉冬瓜汤	米饭 青椒炒肉丝 白菜炖豆腐	米饭 香菇炒花菜 香椿苗拌核桃仁	米饭 肉末炒芹菜 拔丝香蕉 杞子腰片汤	银耳羹 苹果 松子
四	全麦面包 牛奶 拌豆腐干丝	全麦面包 牛奶 煮鸡蛋	米饭 焖牛肉 蒜蓉西蓝花 紫菜蛋花汤	馒头 西葫芦炒蛋 百合牛肉	牛肉面 香干炒芹菜 煮花生	米饭 清蒸鲈鱼 丝瓜虾仁 奶酪蛋汤	鸡蛋玉米羹 牛奶 葵花子
五	小米粥 煮鸡蛋 凉拌黄瓜	大米粥 煮鸡蛋 芝麻拌菠菜	米饭 鸡蛋羹 甜椒炒鱿鱼 凉拌土豆丝	咸蛋黄炒饭 凉拌素什锦 山药羊肉汤	虾仁粥 花卷 金针菇拌肚丝	米饭 牡蛎炒生菜 海带排骨汤	生姜橘皮饮 核桃 草莓
六	牛奶核桃粥 煮鹌鹑蛋 甘蔗姜汁	八宝粥 豆包 苹果	南瓜饼 西蓝花烧双菇 甜椒牛肉丝	烙饼 清蒸排骨 糖醋莲藕	香椿蛋炒饭 西芹炒百合 鱼头木耳汤	米饭 甜椒烧牛肉 胡萝卜肉丝汤	红薯粥 橙子 榛子
日	酸奶 全麦面包 煮鸡蛋	奶香玉米饼 豆浆 苹果	米饭 香菇炒花菜 鸭血豆腐汤	米饭 土豆炖牛肉 蒜蓉西蓝花 凉拌海蜇	大米粥 香菇油菜 孜然鱿鱼	香菇肉粥 抓炒鱼片 百合炒牛肉	火龙果 牛奶 烤馒头片

胎教重点

现在孕3月的胎宝宝已经告别"胚胎"时代，成为真正意义上的"胎宝宝"了。孕期最危险的前三个月也马上就要顺利度过，这个月的胎教，准妈妈也会做得更好。

耳机不要放在肚子上

有的准妈妈为了让胎宝宝出生后，能够在音乐方面有天赋，会多听音乐对胎宝宝进行胎教。有的准妈妈甚至直接把耳机对着肚子听半个小时，这是错误的方法，胎宝宝现在耳膜发育还不健全，如果耳机直接放在肚子上，声音太响，反而会影响胎宝宝的健康发育。所以准妈妈一定要注意，听音乐时不要将耳机放在肚子上。

音乐选择可以多样化

进行音乐胎教时，不要只听几首固定的曲子，应该多样化。比如，贝多芬、莫扎特等的古典音乐，或者准妈妈小时候会唱的儿歌、童谣等，都可作为音乐胎教的内容。但在选曲时应注意胎动的类型，一般来讲，给那些活泼好动的胎宝宝听一些节奏缓慢、旋律柔和的乐曲，如《摇篮曲》等；而给那些文静、不爱活动的胎宝宝听一些轻松活泼、跳跃性强的儿童歌曲等。这会对胎宝宝的生长发育起到明显的积极影响。

常听古典音乐

音乐胎教从孕早期就可以进行，使用恰当，效果明显且没有副作用。优美的古典音乐适合准妈妈做胎教。准妈妈也可以用柔和的声调哼唱轻松的歌曲，同时想象胎宝宝也在静听。音乐胎教从怀孕第2个月就可以进行，虽然这时候胎宝宝的听力系统还没有发育完全，但是这种美好的情绪，会通过准妈妈的感受传递给胎宝宝。

让胎宝宝感受音乐之美

音乐胎教能使准妈妈心旷神怡，心情舒畅，从而改善不良情绪。舒缓的音乐能帮助准妈妈产生良好的心境，并将这种信息传递给腹中的胎宝宝。优美舒缓的胎教音乐能够给腹中躁动的胎宝宝留下深刻的印象，使他朦胧地意识到，世界是多么和谐、多么美好。

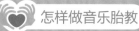

怎样做音乐胎教

音乐胎教并非针对胎宝宝直接进行音乐的刺激，而是通过对胎宝宝施以适当的乐声刺激，促使其神经元轴突、树突及突触的发育，为优化后天的智力及发展音乐天赋奠定基础。

准妈妈找一个舒服的姿势，只要不影响胎宝宝正常活动即可，然后进入音乐带来的美好意境中，随着音乐的起伏展开自己的想象，使自己的感官都调动起来。这样不仅能调节准妈妈的情绪，还会丰富胎宝宝的感知。

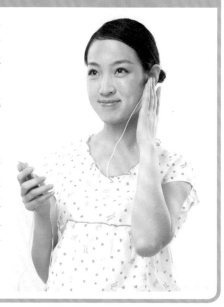

第一章 孕检到产检，知道越多越安心

第二章 十月怀胎

第三章 分娩

孕4月（13~16周）

本月准妈妈进入了相对舒适的孕中期，而且在本月月末绝大多数准妈妈能感觉到第1次胎动。本月胎宝宝在迅速地生长，到本月末胎宝宝的身长就达到12厘米左右，体重70克左右。胎宝宝也把准妈妈的肚子撑起来了，圆鼓鼓的，充溢着满满的幸福。

胎宝宝：能聆听声音了

虽然胎宝宝的耳朵还没有发育完全，但是他已经能够聆听声音了。所谓的聆听，就是感受，如果皮肤有了震动，他就会产生反应。胎宝宝现在已经能动手动脚，弯曲、伸展手和脚的各个关节了。

准妈妈：开始"显山露水"了

这个时期，准妈妈会发现别人注视的目光了，因为准妈妈的肚子已经大了起来，开始"显山露水"了。这是正常现象，不必遮遮掩掩地感到不好意思。

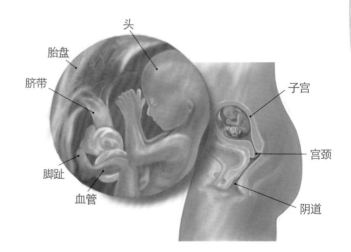

头　胎盘　脐带　子宫　宫颈　脚趾　血管　阴道

体重管理　《

防止体重增长过快

到本月末，胎宝宝会发育到身长12厘米左右，体重约70克，相当于1个橘子的重量。因为妊娠反应减轻，这个月很多准妈妈会出现体重增长过快的情况，有的甚至一个月就能长2~2.5千克。而正常情况下，每周体重增加不宜超过350克，整个月不宜超过1.4千克。此时体重如果不加控制，会导致营养过剩或者巨大儿的出现。

倒计时
离宝宝出生还有6个月

本月大事记

左侧卧位睡姿

准妈妈左侧卧位睡姿可以避免压迫腹腔静脉。如果左侧卧不舒服，可以左、右睡姿交换。

最重要的事

孕 16 周建"大卡"

在 16 周左右做产检时，要去选定的生产医院建"大卡"。

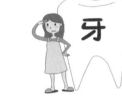

口腔问题及时治疗

孕 4~6 月准妈妈和胎宝宝最稳定，口腔问题可以在此期间治疗。

开始做胎心监护

从孕 4 月开始，准妈妈就可以定期检测胎心的变化。

孕10月 / 孕1月 / 孕9月 / 孕2月 / 孕8月 / 孕3月 / 孕7月 / 孕4月 / 孕6月 / 孕5月

控制体重

本月准妈妈的胃口已经恢复，此时要注意控制体重，每周体重增加不超过 350 克。

预防妊娠纹

补充维生素 C、膳食纤维、胶原蛋白有助于增加皮肤弹性，预防妊娠纹。

预防腿抽筋

补钙和维生素 D 能预防缺钙所致的孕期腿抽筋。

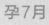
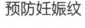

孕期好心情调适

准妈妈的妊娠反应开始逐渐消失，胃口好转，但是腹部沉重感、尿频的情况依然存在。值得欣慰的是，胎盘已经形成，流产的可能性大大降低。准妈妈来到最为舒服的孕中期了，心情自然也会变好，能切身体会到孕育一个小生命的美好。

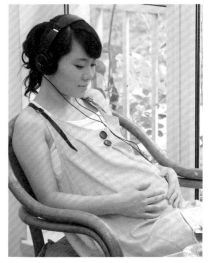

漂亮的孕妇装让你心情大好， 透气的棉质面料、腹部宽松的设计，也会穿得舒适方便。

准妈妈的情绪会影响胎动

准妈妈的情绪会影响胎宝宝，从而影响胎动出现的次数。比如准妈妈生气的时候，胎宝宝也会变得烦躁，从而拳打脚踢。如果准妈妈在舒适的环境中放松心情，宝宝的情绪也会很平稳。如果准妈妈处于饥饿状态，胎动的次数会减少，力度也会减弱。

参加"孕妇课堂"

进入舒适的孕中期后，准妈妈会感觉轻松了许多，心情也会变好，可以趁此时机参加"孕妇课堂"。目前，很多医院的产前检查服务中心都设有"孕妇课堂"，准妈妈在这里可以学习到一些关于怀孕和分娩的必要知识。如果有时间，准爸爸也可以和准妈妈一起参加。

孕期也能穿得漂亮

过去，肥大的背带裤往往是大多数准妈妈的标志性服装，而如今，很多准妈妈在孕期都穿着色调明快、款式别致的服装。怀孕也能穿得漂亮，准妈妈的心情自然也会大好。

准妈妈的衣服在面料上以天然、透气型的棉质为主，不仅舒适方便，也有利于母婴健康。在款式上，腹部宽松的连衣裙、背带裙、马甲套裙等，都是准妈妈不错的选择。为了舒适和安全，准妈妈应尽量选择平底鞋或低坡跟的鞋子。

准爸爸多陪准妈妈

准爸爸哪怕工作再忙，也要争取每天抽出时间，陪着准妈妈散步。在孕期，准妈妈时常会感觉到腰酸背痛，而到了孕中晚期还会出现水肿，所以准爸爸还可以每天花几分钟为准妈妈做些肩背和足部、腿部的按摩。这些亲密的小举动都会让准妈妈感到温馨甜蜜。有条件的准爸爸可以开车接送准妈妈上下班。

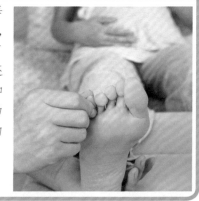

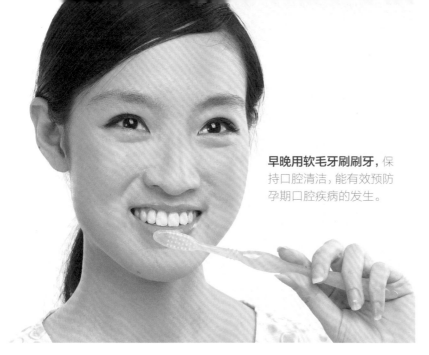

早晚用软毛牙刷刷牙，保持口腔清洁，能有效预防孕期口腔疾病的发生。

本月最常见的问题

口腔溃疡吃什么好

准妈妈患口腔溃疡了，如果比较严重，可以将维生素C片研碎撒于溃疡处或直接将整片放于患处，每天1次。一般3~4次即可痊愈。也可以用口腔科医生开的口腔溃疡散剂撒于其上，服一些B族维生素补充剂。保持口腔卫生，坚持刷牙、漱口，还要避免食用口香糖、巧克力、烟酒、咖啡、烫的食物及辛辣烧烤、油炸食物。

孕期能拔牙吗

怀孕前3个月拔牙容易导致流产，最后3个月进行口腔手术则容易导致早产。因此，怀孕前3个月和最后3个月，治疗牙齿应慎重。即使疼得受不了，也一定要在医生的建议下选择拔牙与否。最好选择怀孕前治疗牙病。

孕前做一次彻底洗牙，可以提前清除口腔内存在的牙菌斑，减少对牙周的不良刺激，从而有效预防妊娠期牙病。

白带增多、外阴瘙痒怎么办

怀孕后，准妈妈体内雌激素和孕激素增加，致使白带增多，这是正常现象。如果阴道分泌物呈乳白色或者稀薄的雪花膏颜色，气味不强烈，则属于生理性变化，不是疾病，不用担心。

如果白带呈脓样，或带有红色，或有难闻气味，或混有豆腐渣样东西，加之外阴瘙痒时，可能是阴道炎，应立即就医。

孕期还能化妆吗 《

怀孕后，很多准妈妈就舍弃了所有的化妆品，这让那些原本爱美爱保养的准妈妈很是不舒服。其实，孕期不能用化妆品的观念是错误的，因为那样对皮肤的损伤更大，一旦造成了皮肤严重缺水或是色斑形成，此后都很难恢复。

准妈妈完全可以选择没有刺激性成分，不含香料等的孕妇专用化妆品。现在市面上有专门的准妈妈专用化妆品，准妈妈需要到正规商场或超市选择正规品牌的产品。

如果特别情况下必须化妆，准妈妈可以选择化个简单的淡妆，注意要选择质量好的孕妇专用化妆品，指甲就不要涂了，另外要注意及时卸妆。

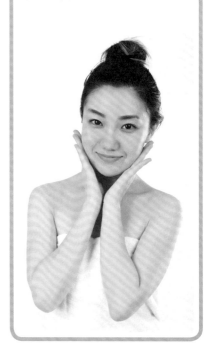

第一章 孕检到产检，知道越多越安心

第二章 十月怀胎

第三章 分娩

生活细节

孕4月开始乳房护理

1.将孕妇专用按摩乳均匀地抹在整个乳房上,薄薄一层即可。用右手掌托住右侧乳房,手指并拢,再将左手轻轻放在右侧乳房上,右手沿着乳房的外缘,用掌心向上托,左手顺着圆势轻轻放下,重复动作10次以后,对另一侧乳房进行按摩。

2.用双手交替轻轻抚摸左右侧乳房,一共抚摸3分钟,抚摸可以是旋转的、纵向的、横向的,可以三者交替进行,也可以无特定线条任意抚摸。

3.双手交替分别给左右乳房做向上提拉按摩2分钟。

4.双手张开按住乳房两侧向乳峰挤压,分别对左右乳房按摩20分钟。

5.双手向下按住左右乳房,外侧向乳房中间向上挤压按摩。

6.双手分别托住乳房向上挤压按摩2分钟。双手再放在乳沟,沿着乳房下缘打圈按摩20下。

选择天然卸妆产品

准妈妈专用的卸妆油等卸妆产品比较少,有的准妈妈不得不选择普通的卸妆产品。使用前要看一下成分表中是否含有酒精等成分,最好用天然成分的卸妆产品。比如,用来护理妊娠纹的橄榄油也可以作为卸妆油,加上平时用的孕妇洁面乳就可以轻松又彻底地卸妆了。

左侧卧位睡觉

现在,准妈妈的肚子已经"显山露水"了。通常而言,睡觉对孕中晚期的准妈妈是一种痛苦与负担,尤其会因肚子过重不易翻转而导致彻夜难眠。但是,准妈妈只有休息好了,才能保证胎宝宝的健康成长,因此孕期要选择一个舒适的睡姿。

孕中晚期最好采用左侧卧位的睡姿。因为从生理的角度来讲,在怀孕中晚期,子宫迅速增大,大多数准妈妈子宫右旋,采取左侧卧位睡眠,可减少增大的子宫对准妈妈腹部主动脉及下腔静脉和输尿管的压迫,改善血液循环,增加对胎宝宝的供血量,有利于胎宝宝的生长发育。

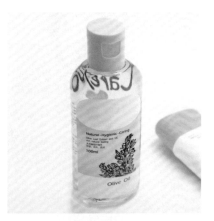

要选用妊娠纹护理橄榄油,不要误用了普通食用橄榄油。

巧用妊娠纹护理橄榄油卸妆 《

1.取橄榄油适量均匀涂抹于面部,适当揉搓。

2.再将洁面乳适量倒于掌心,加温水,打出细腻的泡沫。

3.以画圈的方式清洁双颊、额头。

4.闭眼,以画圈的方式轻柔地按摩眼部周围。

5.打圈清洁下巴,彻底除掉脏东西;以画圈方式继续清洗鼻子、鼻翼部分。

6.脖子也要顺带按由下向上画圈方式清洁,发际线也不要忘了洗。最后用温水充分冲洗面部即可。

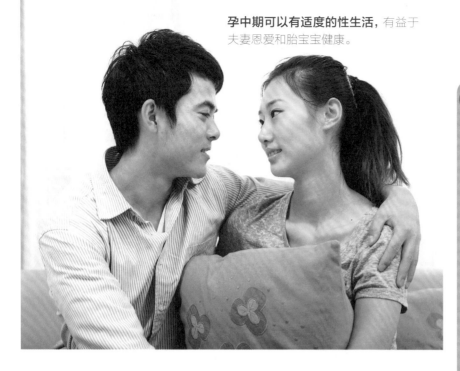

孕中期可以有适度的性生活，有益于夫妻恩爱和胎宝宝健康。

预防小腿抽筋

半数以上的准妈妈都会有小腿抽筋症状，准妈妈应养成以下好习惯，预防小腿抽筋：

1.饮食上多摄取富含钙及维生素 B_1 的食物，吃饭时可以佐一个木耳做的菜，有效补充钙质。

2.怀孕中期在医生指导下开始服用钙片、维生素D制剂、鱼肝油等。

3.在天冷和睡眠时注意下肢保暖。

4.走路时间不宜过长，不穿高跟鞋。

5.遇到小腿抽筋时立即将腿伸直，脚尖往身体方向翘，或让家人抓住脚往身体方向振动。

孕中期的性生活

孕早期、孕晚期：避免性生活。孕期的前3个月，一方面由于胎盘尚未发育成熟，胎盘与子宫壁的连接还不紧密；另一方面孕激素分泌不足，不能给予胚胎强有力的维护，此时进行性生活，可能会造成流产。怀孕晚期，子宫敏感性增加，任何外来刺激即使是轻度冲击都易于引起子宫收缩，引发早产。

孕中期：适当性生活。怀孕中期，胎盘已形成，妊娠较稳定；早孕反应也过去了，性欲增加，可以适度地过性生活。孕中期适度地进行性生活，有益于夫妻恩爱和胎宝宝的健康发育。国内外的研究表明，孕期夫妻感情和睦恩爱，准妈妈心情愉悦，能有效促

✚ 缓解眼睛酸涩 《

怀孕后，准妈妈会发现自己眼睛特别容易累，经常出现眼睛酸涩的情况，此时不注意保护眼睛易导致视力下降。

准妈妈不宜随便使用眼药水，以免对胎宝宝造成影响。最好的方法是连续工作1个小时后，就抽空闭目养神5分钟。

若觉得眼睛酸涩或疲劳，就站起来活动或者眺望远处的绿景。准妈妈也可以在办公室摆放一些绿色的植物，在工作间隙看一看，不仅能缓解视觉疲劳，还能净化空气。

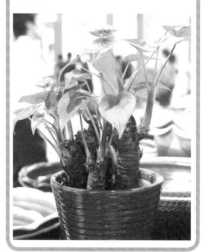

进胎宝宝的生长和发育，生下来的胎宝宝反应敏捷，语言能力发育迅速而且身体健康。但性生活也不是多多益善，须合理安排，对姿势与频率要加以注意，避免对胎宝宝产生不良影响。

这样吃最营养

准妈妈已经度过了孕早期，开始进入较安全的孕中期。现在，准妈妈的胃口大开，这时含各种维生素的食物需要充分摄入，以保证其他营养素的充分吸收。

补充多种维生素

摄入量：在准妈妈的膳食中，各种维生素的供给，不仅要充分，而且要均衡。因为不同蔬菜和水果含有的维生素种类不同，只要准妈妈每天多摄入不同的蔬菜和水果，即可保证胎宝宝先天体质和智力发育的良好，让你拥有健康又聪明的好宝宝。

食物来源：各种蔬菜和水果，比如西红柿、胡萝卜、茄子、大白菜、葡萄、橙子等。此外，蔬菜和水果还富含膳食纤维，可促进肠蠕动，防止便秘。各种肉类食物及木耳、银耳中含维生素D较多，特别是银耳，准妈妈可适当吃。

补铁预防贫血

这个阶段，胎宝宝对铁的需求量较大。准妈妈一旦发现自己有心慌气短、头晕乏力等症状时，应立即就医，如果是贫血引起的，就要合理地补充铁元素。如果孕前就有贫血现象，更应该注意补充铁元素。富含铁的食物有瘦肉、猪肝、猪血、芝麻、鸡蛋、海带等。

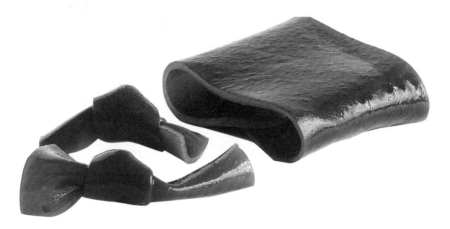

海带是补钙、补铁的理想食物，但也是高碘食物，吃多了会导致碘摄入过高，引起甲状腺功能障碍，影响母婴健康。

补钙、维生素D

现在是胎宝宝长牙根的时期，对钙的需求量增加。如果供给不足，胎宝宝就会抢夺母亲体内储存的钙，严重缺乏时，胎宝宝也容易得"软骨病"。因此，继续补充维生素D和钙质，对宝宝拥有一口好牙极其重要，同时也有利于骨骼发育。

富含钙的食物有牛奶、奶酪、鸡蛋、豆制品、虾皮、芝麻等。富含维生素D的食物有海鱼、动物肝脏、蛋黄和瘦肉等。

补碘促进甲状腺发育

摄入量：一般情况下，准妈妈每天需要摄入碘175微克，相当于每天食用6克碘盐。如果准妈妈查尿碘含量低于100微克/升，则要加大含碘食物的摄入或服用碘丸，同时必须在医生的指导下补充，以防止摄碘过高。碘过高同样会产生副作用。

食物来源：除碘盐外，富含碘的食物主要有海带、紫菜、海虾、海鱼、海参、海蜇、蛤蜊等海产品。另外，山药、大白菜、菠菜中也含有碘，可适当多吃一些。

水果虽好，也要适量

不少准妈妈喜欢吃水果，甚至把水果当蔬菜吃。她们认为这样既可以充分地补充维生素，又能让将来出生的宝宝皮肤好，其实这是不科学的。虽然水果和蔬菜都有丰富的维生素，但是两者还是有很大区别的。水果中的膳食纤维并不高，但是蔬菜里的膳食纤维成分却很高。过多地吃水果，而不吃蔬菜，直接减少了准妈妈膳食纤维的摄入量。

另外，有的水果中糖分含量很高，孕期饮食中糖分含量过高，还可能引发准妈妈肥胖或血糖过高等问题。

偶尔吃点辣椒也无妨

很多准妈妈在整个怀孕过程中都不食用辛辣的食物，但万事无绝对，准妈妈不要因为怀孕，就把辣椒等辛辣的食物拒之门外。适量地食用辣椒对准妈妈也有一定的好处。

辣椒含有丰富的营养成分，蛋白质、脂肪、碳水化合物、维生素、矿物质通通都包含。辣椒可以给准妈妈提供全面的营养元素，而且适量地食用辣椒还可以增进准妈妈的食欲，改善准妈妈的心情。因为辣椒可以刺激口腔及肠胃，增加消化液分泌量，使准妈妈看见食物后可以食欲大增，不再愁眉苦脸。

不过，吃辣椒是把双刃剑，有利也会有弊，尤其是对于准妈妈来说，一定要控制好辣椒的食用量。

白开水是最好的饮料 《

白开水是补充人体水分的最佳选择，它最有利于人体吸收，且极少有副作用。各种果汁、饮料都含有较多的糖及其他添加剂和大量的电解质，这些物质能较长时间在胃里停留，会对胃产生许多不良刺激，不仅直接影响消化和食欲，而且会增加肾脏过滤的负担，影响肾功能。摄入过多糖分还容易引起肥胖。因此，准妈妈用饮料代替白开水是错误的。

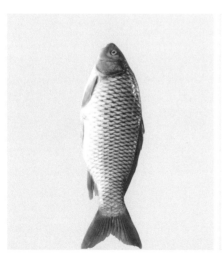

鲤鱼：含有丰富的维生素E、钾、镁、锌等，鲤鱼中的蛋白质不但含量高，而且质量也很高，人体消化吸收率高达90%以上，是安胎养胎的好食材。

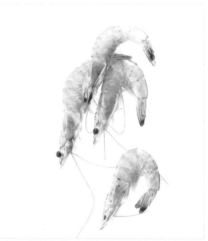

虾：含有丰富的蛋白质和钙、磷等营养物质，准妈妈适当吃虾有利于改善体倦、腰膝酸痛的症状，并能使准妈妈长时间保持精力集中。

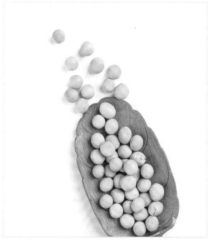

黄豆：是高钙、高脂肪、高蛋白的食物，富含钙、磷、钾等营养元素，可以预防孕期腿抽筋，所含的大豆卵磷脂可强健准妈妈各组织器官。

第一章 孕检到产检，知道越多越安心

第二章 十月怀胎

第三章 分娩

健康食谱推荐

星期	早餐A	早餐B	午餐A	午餐B	晚餐A	晚餐B	加餐
一	大米粥 香芹豆角 牛奶	三鲜包子 小米粥 苹果	米饭 什锦烧豆腐 葱爆酸甜牛肉	米饭 浸醋花生 酱牛肉	豆角肉丁面 芝麻圆白菜 拔丝香蕉	西红柿鸡蛋面 香菇油菜 清蒸鱼	强化营养饼干 苹果胡萝卜汁
二	全麦面包 凉拌黄瓜 牛奶	全麦面包 煮鸡蛋 牛奶	米饭 肉蛋羹 鱿鱼炒茼蒿	米饭 芦笋牛肉 凉拌空心菜	米饭 凉拌藕片 山药五彩虾仁	米饭 海带排骨汤 牡蛎炒生菜	全麦面包 牛奶 苹果
三	青菜包 煮鸡蛋 小米粥	芝麻烧饼 豆浆 凉拌黄瓜	米饭 炒鸡蛋 鸭肉冬瓜汤	烙饼 苦瓜煎蛋 空心菜排骨汤	面条 焖牛肉 香椿苗拌核桃仁	红枣鸡丝糯米饭 菠菜炒鸡蛋 凉拌土豆丝	西米火龙果 烤馒头片 牛奶
四	小米粥 煮鹌鹑蛋 甘蔗姜汁	全麦面包 牛奶 蔬菜沙拉	青柠饭 虾仁豆腐 家常焖鳜鱼	豆腐馅饼 肉末炒芹菜 清炒油麦菜	五谷饭 凉拌空心菜 红枣黑豆炖鲤鱼	米饭 牡蛎炒生菜 素火腿	红豆粥 核桃 香蕉
五	黑芝麻糊 煮鸡蛋 生菜沙拉	黑米粥 煮鸡蛋 芝麻拌菠菜	虾肉水饺 银耳拌豆芽 百合汤	米饭 素拌凉什锦 海参豆腐煲	米饭 西芹炒百合 鱼头木耳汤	米饭 香菇山药鸡 西红柿菠菜蛋花汤	牛奶 全麦饼干 开心果
六	核桃粥 苹果 拌豆腐干丝	水果粥 煎鸡蛋	米饭 清炒蚕豆 甜椒炒牛肉 蛋花汤	米饭 清蒸排骨 糖醋莲藕 香菇油菜	猪血鱼片粥 蔬菜沙拉 胡萝卜肉丝汤	馒头 干煎带鱼 凉拌空心菜	酸奶 坚果 橙子
日	牛肉饼 牛奶 香蕉	小米红枣粥 煮鸡蛋 苹果	米饭 银耳拌豆芽 山药五彩虾仁 鸭血豆腐汤	米饭 酱猪肝 蒜蓉西蓝花 鸡蛋玉米青豆羹	肉包 抓炒鱼片 西红柿面片汤	二米粥 清炒西葫芦 孜然鱿鱼	牛奶炖木瓜雪梨 苹果 开心果

胎教重点

给胎宝宝讲故事是一项不可缺少的胎教内容，讲故事时准妈妈应把腹内的宝宝当成一个大孩子，用亲切的语言娓娓道来，通过语言神经传递给胎宝宝。

睡前读故事益处多

准妈妈可以选择在睡前进行故事胎教，通过讲故事与胎宝宝进行交流。胎教时间不要过长，最好掌握在10~15分钟。准妈妈对故事的感受，通过巧妙、幽默的讲述方式，将故事内容直接作用于胎宝宝。所以作为一位准妈妈，应不失时机地加紧与胎宝宝之间的交流，通过讲故事对他施以良性刺激，以丰富他的精神世界。

选择轻快活泼的故事类型

准妈妈可阅读一些内容积极向上的故事类型，篇幅宜短，宜轻快和谐，从而利于胎宝宝优良性格的养成。准妈妈娓娓动听地述说，亲切的语言将通过语言神经的振动传递给胎宝宝，使胎宝宝不断接受健康向上的客观环境的影响，在不断变化的文化氛围中发育成长。避免选择引起恐惧和伤感、让人感到压抑的故事，如《灰姑娘》《白雪公主》等就不宜选用。

胎教故事来源

可以提供准妈妈读的故事有很多，比如《安徒生童话》之类的世界经典故事，甚至爸爸妈妈小学时的语文课本上的故事，都可以作为胎教故事的素材。

如果是由准爸爸讲故事，准爸爸讲故事时尽量进入角色，语调要充满感情。这样，准妈妈才能跟随准爸爸的声音享受故事内容，胎宝宝也才能更加熟悉准爸爸的声音。

读故事时的禁忌

讲故事既要避免尖声尖气地喊叫，又要防止平淡乏味地阅读，具体方式由准妈妈视情况而定。内容由准妈妈选择，讲随意看到的故事；也可以读故事书，最好是图文并茂的儿童读物；还可以给胎宝宝朗读一些儿歌、散文等。内容不宜长，宜有趣，切忌引起恐惧、惊慌。

 故事胎教提高胎宝宝的想象力、创造力

童话故事的"天马行空"可以很好地培养宝宝的想象力、创造力，准妈妈把故事内容用丰富的想象力放大并传递给胎宝宝，促使胎宝宝心灵健康成长。每天选择一个固定的时间，给胎宝宝讲一个精心准备的故事，还可以帮助准妈妈缓解焦虑，放松心情。

准妈妈用胎教故事和宝宝做交流，用和缓的声音讲话，一言一语都是对胎宝宝的爱，让其更健康稳定地发育。让胎宝宝逐渐熟悉妈妈的声音，并做出相应的反应，待胎宝宝出生后可以消除由于环境的突然改变而带来的心理上的紧张和不安。

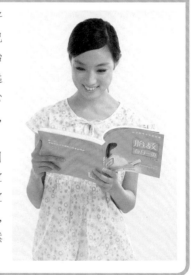

孕5月（17~20周）

随着胎宝宝的生长发育，准妈妈的子宫不断增大，大肚子愈加明显，身体的重心开始转移，准妈妈会觉得行动有些不便了。这个月胎宝宝的胎动更加明显，准妈妈更加真切地感受到肚子里的胎宝宝。

胎宝宝：能分辨妈妈的声音了

这是胎宝宝感觉器官发育的重要时期，味觉、嗅觉、听觉、触觉、视觉等各个感觉的神经细胞已经入住脑部的指定位置。胎宝宝已经能听见并且能分辨出妈妈的声音了，他还能听声音做运动，这是胎教的最好时机。

准妈妈：用心感受胎动

到了这个月，准妈妈该不会寂寞了，如果准妈妈仔细感觉，就能感受到胎宝宝的胎动：刚开始轻轻的，像微风拂过莲花；再后来，悄悄地，像鱼儿掠过水面。这是胎宝宝在羊水中蠕动、挺身体、频繁活动手和脚，准妈妈用心感受吧。

体重管理 《《

本月增重 1~1.5 千克即可

现在胎宝宝的身长在20厘米左右，体重大约250克，相当于1个大鸭梨的重量，比上个月大约增加了一倍。很多准妈妈的体重在这个月会超过每周平均增长0.35千克这个标准值。一般来说，本月体重增加1~1.5千克即可。

怀孕前就偏胖的准妈妈一定要严格控制体重，多摄入优质蛋白质和蔬菜水果，并注意适度运动，少吃甜食，饮食和睡眠要规律，定期产检，防止妊娠并发症的发生。

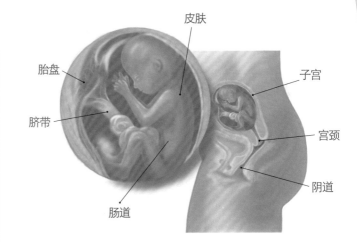

皮肤　胎盘　子宫　脐带　宫颈　阴道　肠道

倒计时
离宝宝**出生**还有 **5 个月**

本月大事记

少食多餐

以少食多餐应对胃部受到挤压，每天吃 5~6 顿饭。

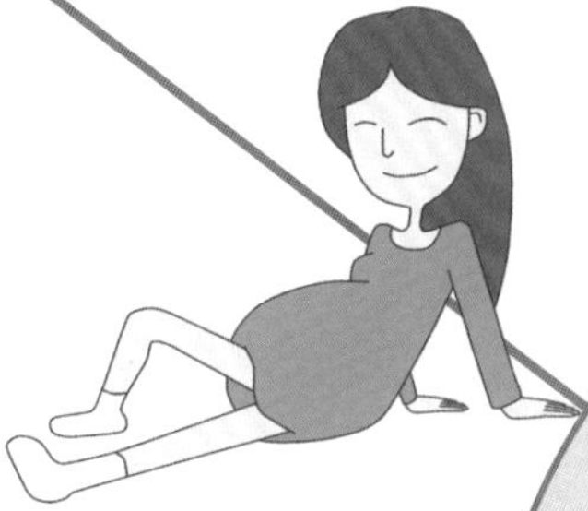

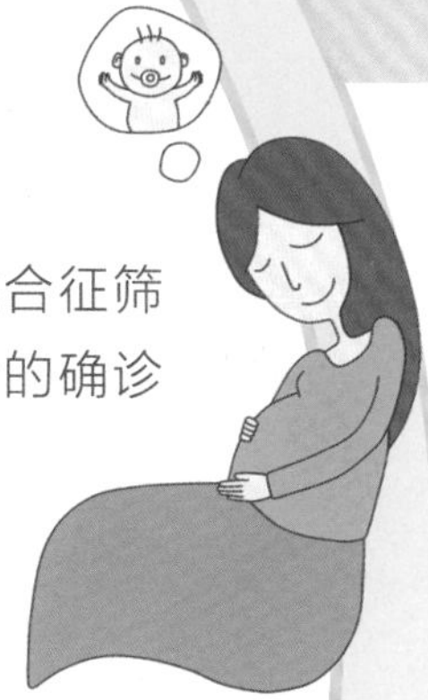

清淡饮食防水肿

每天摄入的钠盐量控制在 3~5 克。

失眠禁用安眠药

失眠时要及时看医生，不能私自服用安眠药。

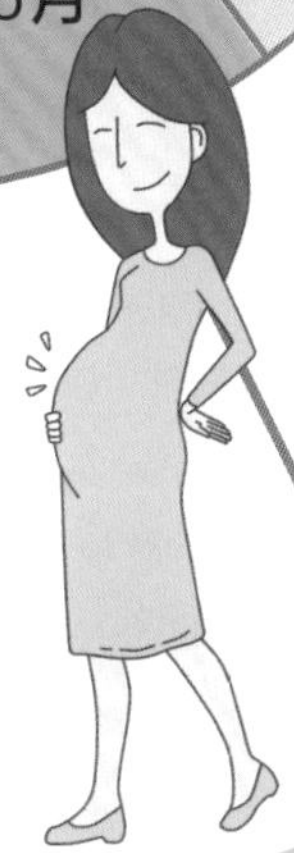

最重要的事

唐氏综合征筛查

唐氏综合征筛查的最佳时间是孕 16~20 周，以规避生出先天愚型宝宝的风险。

羊膜腔穿刺

用于唐氏综合征筛查不过关后的确诊检查。

测量宫高、腹围

定期测量宫高、腹围有助于评估胎宝宝的发育状况是否与孕周相符。

数胎动

记录胎动持续的时间和频率，估算每天的胎动次数。

孕10月　孕1月

孕9月　孕2月

孕8月　孕3月

孕7月　孕4月

孕6月　孕5月

孕期好心情调适

孕中期对准妈妈来说是相对舒适的，但也会有失眠、水肿、皮肤瘙痒等问题困扰准妈妈。准妈妈所要做的就是坚强一些，放松心态，用积极乐观的态度面对这些症状，通过一些巧方法让自己保持好心情。

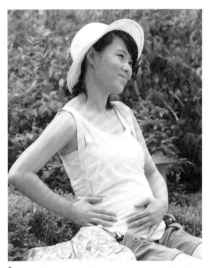

出行途中要注重休息， 同时还要做好防晒工作，遮阳帽和准妈妈专用防晒霜都是不错的选择。

出行是调节心情的好方式

准妈妈孕早期不稳定，孕晚期临近分娩，孕中期属于相对稳定时期，准妈妈的精神状态也比较好。这个阶段，孕吐的现象已经过去，流产的风险也降低了。这时准妈妈可以安排外出旅行计划，在旅途中调节心情。

由于准妈妈怀孕期间不能太过疲劳，在行程上一定要安排出足够的休息时间。最好在出门前征求医生的同意。此外，准爸爸一定要照顾准妈妈的身体和感受，不要自顾自地玩。准妈妈还要注意的一点就是选择交通方式，不管是汽车、火车还是飞机，准妈妈都不宜坐太久，最好每2个小时就活动一下。

避免超负荷工作让自己疲惫

职场准妈妈要尽量多休息，以免过度疲劳；而在情绪上，如果总是像以前那样超负荷工作，会把自己搞得很紧张、疲惫，甚至焦虑不堪，对自己和胎宝宝都没有好处。

偶尔心情不好不会影响胎宝宝

虽说焦虑、愤怒、紧张等坏情绪对胎宝宝不利，但是偶尔的不良情绪是正常的，是无法避免的，这对胎宝宝没有什么影响，不必大惊小怪。

有的准妈妈看了枪战片就担心宝宝耳朵受到了影响，或者有的准妈妈一时嘴馋，吃了一次麻辣香锅，总觉得胎动不正常。其实这都是心理因素在作怪，如果因为担心这担心那而吃不好睡不好，反而会真正不利于自己和胎宝宝的健康。

孕期抑郁的症状

如果准妈妈至少2周内有以下4种或4种以上症状，就可能患上了孕期抑郁症。如果其中的一两项在近期困扰准妈妈，就要引起重视了：

不能集中注意力；焦虑；易怒；睡眠不好；容易疲劳，或有持续的疲劳感；不停地想吃东西，或毫无食欲；对什么都提不起精神，没兴趣；持续的情绪低落；情绪起伏很大，喜怒无常。

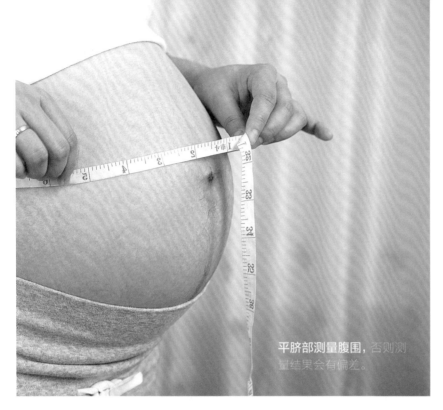

平脐部测量腹围，否则测量结果会有偏差。

本月最常见的问题

在家测的宫高、腹围与参考表不一样，正常吗

不少准妈妈自己在家量腹围后再跟标准表一对照，发现不对，就很紧张，担心胎宝宝发育不好，有的甚至特地为这个跑趟医院。

排除误测量情况，实际上，腹围的增长情况不可能完全相同。这是因为怀孕前每个人的胖瘦不同，腹围也不同。有的准妈妈孕后体重迅速增加，腹部皮下脂肪较快增厚，腰围、腹围增长都比别人快；有的准妈妈妊娠反应较重，进食少，早期腹围增加不明显，等到反应消失，体重增加后腹围才开始明显增加。

感受不到胎动，是宝宝有问题吗

准妈妈没有感受到胎动的原因可能有：如果是第1次怀孕，感觉到胎动的时间要比曾经怀过孕的妈妈晚一些；体形偏胖的准妈妈要比体形苗条的准妈妈感觉到胎动的时间晚一些；第1次胎动往往要稍微延迟一些才能被感觉到，这可能与不会辨别胎动有关系。

如果超过正常情况下初次胎动出现的时间很久，还是感觉不到胎动，就可能是胎宝宝有问题，需要向医生咨询。

口味偏重，有什么办法吗

如果喜欢口味重一些，可以在减少盐的同时，用醋、柠檬汁、柚子汁、苹果醋、香菜等调味，增加菜肴的口味。专家建议每天盐的摄入量应不超过5克，还可以用钾盐代替钠盐。

➕ 老是失眠能用药吗 《

准妈妈在孕早期常处于瞌睡状态，但到5~6个月后则可能出现失眠状态，由"睡不醒"转为"睡不着"。有些准妈妈为了免受失眠的困扰，会选择服用安眠药，这是绝对禁止的。可以吃些香蕉、牛奶等具有安神助睡眠的食物。

如果准妈妈睡眠质量差到忍无可忍，可以适当选用安神的中药，但一定要在医生的指导下服用，同时注意短期服用，不可连续服用超过1周。

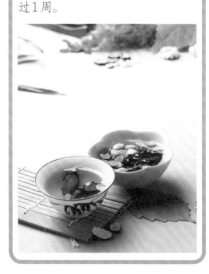

生活细节

预防妊娠纹

进入孕中期，胎宝宝和准妈妈的子宫快速变大，准妈妈的体重也快速增加，准妈妈皮肤的代谢速度无法跟上子宫的增长速度，皮肤的弹性纤维和胶原纤维超过弹性限度的伸长，纤维发生断裂，妊娠纹就出现了。

若孕4月没有出现，到了孕5月，最晚到孕6月，纵横交错的妊娠纹就会出现在大多数准妈妈的乳房、腹部、臀部、大腿处。妊娠纹一旦形成，几乎是不可能完全修复的，所以早干预是减少或预防妊娠纹的主要手段。

及时调换胸罩

准妈妈一旦发现胸部有改变即可开始换穿孕妇胸罩。无钢圈胸罩或运动型胸罩较舒适，也可以选择可调整背扣的胸罩，因为它可以依胸部变化来调整胸罩的大小。最好选择支撑力较强的胸罩，以免因孕期胸部变大而导致自然下垂。在怀孕晚期，准妈妈可以考虑选择哺乳型胸罩，为产后哺乳做准备，还可为垫吸乳垫留出足够的空间。

不可轻视腹泻

有些准妈妈发生腹泻，是由精神紧张、焦虑等因素引起的，一般不必治疗；但若持续腹泻，应尽早去医院就诊，以免造成流产、早产。准妈妈千万不要自己买药吃；若须吃药，应遵医嘱服用。平常少吃不易消化和过凉的食物，注意饮食卫生，这有助于减少腹泻的发生。

选择孕妇专用的牙膏

目前牙膏种类很多，为了避免影响胎宝宝发育，不建议准妈妈长时间使用一些药物牙膏，特别是不要选择强消炎类的。可以选用专门供孕期使用的牙膏，这类牙膏品质温和安全，也不会添加任何化学物品及有害物质。

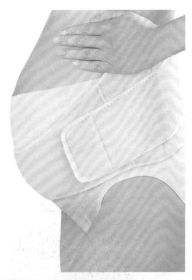

托腹带能减缓妊娠纹的出现，也有助于改善腰背疼痛的状况。

预防妊娠纹的举措	作 用
防止体重增长过快	控制体重增长过快能减缓妊娠纹产生
使用托腹带	托腹带可减少腹部承担的重力负担，减缓皮肤的过度延展、拉扯，有助于减缓妊娠纹的产生
适当按摩	准妈妈可以坚持轻轻按摩那些容易堆积脂肪、产生妊娠纹的部位，以保持这些部位皮肤的血流顺畅，减少妊娠纹的产生
补充维生素C、膳食纤维和胶原蛋白	维生素C和膳食纤维能增加细胞膜的通透性，而胶原蛋白能增加皮肤弹性，可减轻或防止妊娠纹的产生
使用保湿乳液等护肤品	可以让皮肤滋润保湿有助于减少妊娠纹的出现

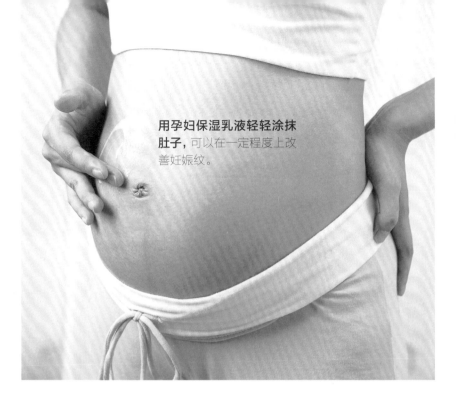

用孕妇保湿乳液轻轻涂抹肚子，可以在一定程度上改善妊娠纹。

皮肤保湿有助于减少妊娠纹

皮肤干燥和有瘙痒感的准妈妈，出现妊娠纹的概率更大。准妈妈用妊娠纹防护精华液和保湿乳液，可以让皮肤滋润保湿，有助于减少妊娠纹的出现。如果能在产后的 3 个月里，持续对出现妊娠纹部位的皮肤施以按摩，效果会更好。

孕期也要防晒

无论是平时出门还是外出旅行，准妈妈都要注意防晒，以免面部皮肤在紫外线的照射下，加快黄褐斑、妊娠斑的形成或加深斑的颜色。阳光特别好的时候，准妈妈要尽量避免在阳光下长时间暴晒；如果要外出，最好涂一些孕妇专用隔离霜，打着遮阳伞。

慎选防晒霜

普通防晒霜含有化学防晒剂，准妈妈不能用，可以选用纯物理防晒、性质温和、对宝宝没有伤害的孕妇专用防晒品。如果准妈妈为难不知道该怎么选择，直接使用准妈妈专用的隔离霜、BB 霜，也具有物理防护的效果。

皮肤瘙痒要及时就医

孕中晚期，准妈妈身上（多数在腹部，少数遍及全身）开始发痒，做皮肤检查却无任何异常。除瘙痒感外，在少数准妈妈身上可检出肉眼难以发现的轻微黄疸。此症易造成胎宝宝宫内缺氧，并易导致准妈妈发生早产及产后出血过多的状况。因此，准妈妈应当引起重视，及时去医院检查。

头皮经常发痒怎么办 《《

油性发质的准妈妈容易出现头皮出油，特备是在炎热的夏季。如果头皮出油再加上灰尘、污垢、汗水，就更容易引起头皮发痒。这时候应该选择止痒去屑、适合油性发质的干爽型洗发水，增加洗发的频率。

此外，生活作息不规律、睡眠不足、压力过大、饮食营养素不均衡等，都可能导致头皮发痒加重，所以准妈妈首先要保持良好的生活习惯、饮食习惯。

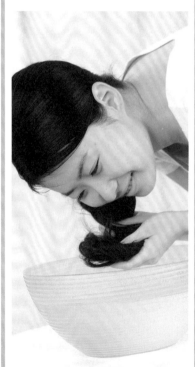

常洗头能防止头皮发痒，止痒去屑的干爽型洗发水适合准妈妈使用。

这样吃最营养

　　这个阶段，为适应胎宝宝的需要，准妈妈的基础代谢增加，子宫、乳房、胎盘迅速发育。同时，胎宝宝开始形成骨骼、牙齿、五官和四肢，大脑回沟开始形成和发育，视网膜即将发育。准妈妈应注意补充维生素A、脂肪、钙、蛋白质等营养素。

维生素A促进视网膜发育

　　从本月开始，胎宝宝的视网膜即将进入发育阶段。维生素A是视紫红质形成所需要的重要物质，严重缺乏会导致色弱。所以，准妈妈此时要多摄取富含维生素A的食物如动物肝脏，以及富含胡萝卜素的胡萝卜、红薯、芒果、西红柿、南瓜等。

脂肪保障胎宝宝脑发育

　　胎宝宝脑的发育需要60%的脂肪。脂肪中的磷脂和脂肪酸不但可以使神经系统不受干扰地传输大脑的命令，而且能够使准妈妈头脑更加清晰。富含脂肪的食物有芝麻、核桃、动物肝脏、鱼类等。

适当增加蛋白质的摄入

　　摄入量：随着胎宝宝的生长发育和大脑分区的形成，需要的蛋白质相对增多，为避免影响胎宝宝智力发育，准妈妈每天应摄入80~85克优质蛋白质。

　　食物来源：畜肉、禽肉、鱼、虾、蛋类、豆类、奶制品和坚果等。

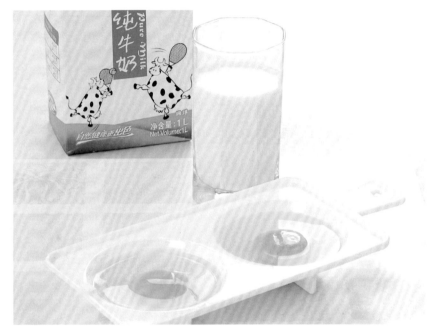

牛奶和鸡蛋是补充钙和蛋白质的早餐好搭配， 鸡蛋虽然营养丰富，但每天吃1个就够了，不宜多吃。

补钙促进骨骼发育

　　摄入量：本月是胎宝宝身高生长的关键期，准妈妈要适当补钙。补钙要讲究适度、适量、适时原则，孕中期每天需补充1000毫克，孕晚期可补充1200毫克。

　　食物来源：早、晚各喝牛奶250毫升，可补钙约600毫克；多吃含钙丰富的食物，如鱼、虾等。

　　如果牛奶、豆制品、鱼、虾等含钙食物补充足够，基本不需要补充钙剂，以免补充过量。不爱喝牛奶的准妈妈，可以在医生指导下每天补充600毫克容易吸收的钙剂。

拒绝松花蛋和爆米花

准妈妈的血铅水平高，可直接影响胎宝宝的正常发育，甚至造成先天性弱智或畸形，所以应避免食用含铅高的食品。传统方法制作的松花蛋、爆米花中含铅量较高，有些餐具中的内贴花可能含铅，应予以注意。

少食多餐更科学

随着胎宝宝的生长，准妈妈胃部受到挤压，容量减少，应选择体积小、营养价值高的食物，要少食多餐，可将全天所需食物分成五六餐进食。可在正餐之间安排加餐，当身体缺乏某种营养素时可在加餐中重点补充。

热能的分配上，早餐的热能占全天总热能的30%，要吃得好；午餐的热能占全天总热能的40%，要吃得饱；晚餐的热能占全天总热能的30%，要吃得少。

清淡饮食防水肿

这个时期准妈妈容易水肿，因此需多加注意，饮食不宜太咸。准妈妈要定期产检，监测血压、体重和尿蛋白的情况，注意有无贫血和营养不良，必要时要进行利尿等治疗。

减少在外就餐次数

准妈妈一定要注意控制外出用餐的次数，因为大部分餐厅提供的食物，都多油、多盐、多糖、多味精，不适合准妈妈的进食要求。若不得不在外面就餐时，饭前应喝些清淡的汤，减少红色肉类的摄入，用餐时间控制在1个小时之内。

吃芹菜缓解失眠　《《

有些准妈妈为了免受失眠的困扰，会选择服用安眠药，但是大多数具有镇静、抗焦虑和催眠作用的药物，对胎宝宝会产生不利影响，所以这是绝对禁止的。

准妈妈可以选择一些具有镇静、助眠作用的食物进行食疗，如芹菜可分离出一种碱性成分，有安神、除烦的功效，起镇静作用。

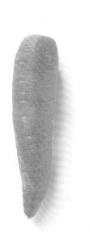

胡萝卜：胡萝卜中的 β-胡萝卜素可以转变成维生素A，有助于促进胎宝宝视网膜的发育；胡萝卜中含量丰富的膳食纤维有通便润燥的功效。

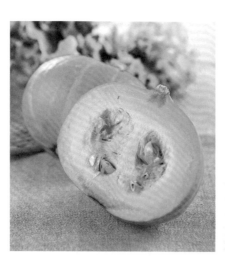

南瓜：味甘适口，富含维生素、蛋白质、碳水化合物及钙、磷、硒等营养素，常吃对预防水肿、妊娠高血压综合征很有帮助。

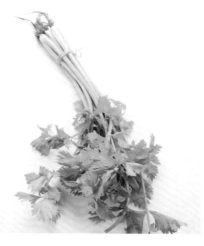

芹菜：富含膳食纤维、维生素、矿物质等营养素，常吃不仅能促进食物消化、利尿消肿、助睡眠，还有助于预防孕期高血压、贫血等。

健康食谱推荐

星期	早餐A	早餐B	午餐A	午餐B	晚餐A	晚餐B	加餐
一	全麦面包 牛奶 苹果	奶酪蛋饼 牛奶	米饭 香菇豆腐 排骨玉米汤	蛋炒饭 西红柿牛肉 虾皮紫菜汤	米饭 家常焖鳜鱼 菠菜炒鸡蛋	奶香玉米饼 西红柿炖豆腐 盐水鸡肝	水果拌酸奶 葵花子
二	小米山药粥 香芹拌豆角 煮鸡蛋	全麦面包 牛奶 煮鸡蛋 麻酱素什锦	米饭 香菇油菜 凉拌藕片 鲫鱼汤	米饭 熘肝尖 苦瓜煎蛋 紫菜蛋花汤	青菜面 酱牛肉 圆白菜牛奶羹	米饭 素三丁 滑蛋虾仁	核桃粥 香蕉
三	山药牛奶燕麦粥 煮鹌鹑蛋 蔬菜沙拉	鲜虾馄饨 煮鸡蛋	米饭 牛蒡炒肉丝 凉拌土豆丝 圆白菜牛奶羹	米饭 京酱西葫芦 空心菜排骨汤 宫保素丁	米饭 胡萝卜炖羊肉 冬笋拌豆芽	豆角肉丁面 芝麻圆白菜 山药五彩虾仁	酸奶 全麦饼干 苹果
四	牛肉粥 素包子	胡萝卜鸡蛋饼 豆浆 苹果	西葫芦饼 家常豆腐 炖排骨	豆腐馅饼 百合炒肉 清炒油麦菜	米饭 香干芹菜 菜心炒牛肉	米饭 红烧鲤鱼 奶酪蛋汤	百合莲子桂花饮 榛子 香蕉
五	红薯小米粥 豆包 煮鸡蛋	莲子芋头粥 煮鸡蛋 芝麻拌菠菜	米饭 醋熘白菜 鱼头木耳汤	海鲜炒饭 凉拌素什锦 杞子腰片汤	米饭 西芹炒百合 红枣黑豆炖鲤鱼	米饭 干煎带鱼 凉拌紫甘蓝 肉末鸡蛋羹	西米火龙果 烤馒头片 牛奶
六	水果拌酸奶 面包	花卷 小米粥 凉拌空心菜	奶香玉米饼 清炒蚕豆 清蒸鲫鱼	米饭 清蒸排骨 糖醋莲藕 香菇炒花菜	猪血鱼片粥 玉米饼 冬瓜排骨汤	豆腐馅饼 虾仁粥 板栗扒白菜	银耳羹 坚果 樱桃
日	全麦面包 牛奶 凉拌西红柿	瘦肉粥 煮鸡蛋 苹果	米饭 素什锦 山药五彩虾仁	米饭 素火腿 鱼头豆腐汤	米饭 香菇油菜 甜椒炒牛肉	百合粥 什锦烧豆腐 豆角炒肉丝	牛奶水果饮 草莓 核桃

胎教重点

生活中充满了各种各样的美，我们通过看、听，享受着这美的一切。然而对胎宝宝进行美学的培养，需要准妈妈将感受到的美通过神经传递给胎宝宝，给胎宝宝美的享受。

欣赏名画

看令人赏心悦目的画和照片一定能给准妈妈带来轻松愉快的心情，而这份高兴的感觉一定也能传递给肚子里面的宝宝。相信每一个准妈妈都憧憬美好，在寒冷的冬天，望着窗外的美景，手握一杯温暖的热牛奶，听着舒畅的音乐。欣赏世界名画也不失为一种享受，比如可以欣赏一些展现了浓浓亲情的名画，准妈妈在欣赏的时候可以想象着将来怀抱宝宝的场景，多么美好甜蜜！

诗歌、散文中的美

孕期读些优美的诗歌或散文，不仅可以平复准妈妈的心绪，还能在文字的海洋中感受到母爱和童趣。准妈妈可以根据自己的喜好选读诗歌或散文，但是内容要积极向上、正面美好。买一本胎教书，或者一些名家诗歌、散文的作品都可以。这样既可以缓和孕期中准妈妈起伏变化的心情，也能给胎宝宝带来美的胎教。

打扮成最漂亮的准妈妈

准妈妈最好穿颜色明快、合适得体的准妈妈装束，再加上恰到好处的淡妆，会显得精神焕发。近期研究结果证明，准妈妈化妆打扮也是胎教的一种，通过神经系统将这一美的信息传递给腹中的胎宝宝，使其深受感染，使胎宝宝在体内受到美的感染而获得初步的审美观。

欣赏大自然的美

大自然各色各样的花草树木，万花盛开的情景，新鲜清新的空气，令人赏心悦目的山水，自由自在的动物，和谐美妙的鸟鸣虫叫，都会给人带来美好的心情。准妈妈如能多去欣赏、观看，从中获得愉悦和美感，对胎宝宝也是极有好处的。

有时一棵树或一片叶子的形状，一朵花的色彩，一只蚂蚱的动作，一两声虫鸣，就足以给人创造美好的心情，这就是非常好的胎教。准妈妈要善于发现美，要好好利用大自然里美妙的一切，促进胎宝宝健康快乐地成长。

 做漂亮的手工

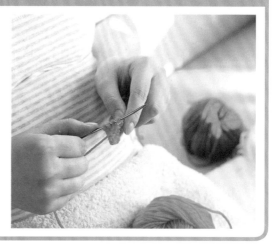

准妈妈可以做漂亮的布贴画、可爱的玩偶、美丽的插花等，从中都能得到美的熏陶，从而让胎宝宝生活的环境充满美。空闲又精神良好的时候，准妈妈可以亲手为即将出生的宝宝做个爱心玩偶。做玩偶动手动脑，对准妈妈是很有益的锻炼，也能让宝宝心灵手巧。

孕6月（21~24周）

到本月末，胎宝宝就会相当于 1 个大芒果那么大了。胎宝宝会经常在羊水中变换姿势，只要胎宝宝动作舒缓，你就不用担心。如果胎宝宝受到坏情绪的影响，就会紧张、躁动，也会发些小脾气，踢你的肚子，所以准妈妈一定要保持好情绪。

胎宝宝：喜欢吮吸手指

胎宝宝的感觉器官日新月异，味蕾已经形成，还能吮吸自己的拇指。现在的胎宝宝越来越像是一个足月儿了，身材匀称，听觉敏锐，已经能分辨出子宫内和外界的任何声音。

准妈妈：行动有些不便了

准妈妈体重在一点点增加，肚子越来越大了，身体已经明显不方便，行动变得迟缓。此外，消化系统也受到牵连，可能会出现消化不良、胃灼热，还可能出现腿抽筋、水肿等不适反应。

体重管理 《

警惕体重增长过慢

现在准妈妈体重每周正常增加依然不超过350克，但如果体重增长过慢也有问题，可能表示准妈妈缺乏健康的饮食。营养摄取不足，影响了胎宝宝的发育。

到了本月末，胎宝宝会长到27厘米，体重约500克，差不多有2个苹果那么沉。判断自己是不是营养过剩或营养不良，要依据体重、宫高、腹围这三个方面综合衡量。

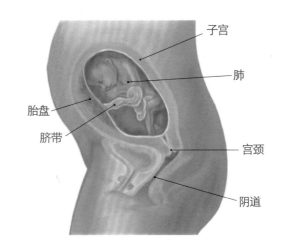

子宫
肺
胎盘
脐带
宫颈
阴道

倒计时
离宝宝**出生**还有 **4 个月**

本月大事记

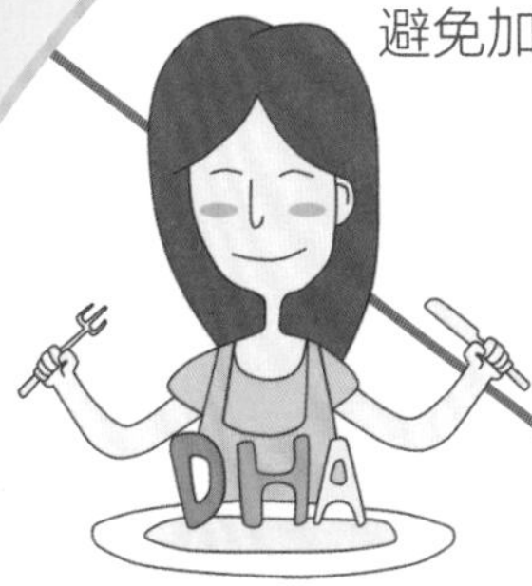

穿防滑、宽松的鞋

孕中期不仅有助于安全，还能避免加重脚踝水肿。

根据需要喝孕妇奶粉

孕妇奶粉可以补充准妈妈需要的叶酸、钙、铁、DHA 等营养素。

最重要的事

妊娠高血压综合征筛查

高血压、水肿、蛋白尿是妊娠高血压综合征的三大症状。

B 超复查

了解胎宝宝组织器官发育的情况，用于排畸。

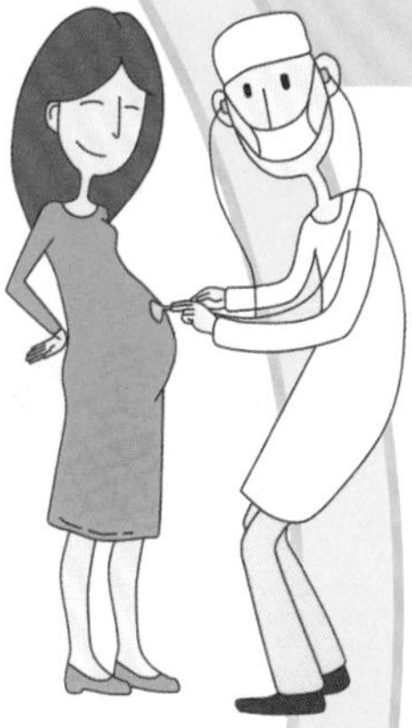

宫高、腹围监测

本月末的正常宫高约平肚脐，腹围正常范围是80~91 厘米。

孕10月

孕1月

孕9月

孕2月

孕8月

孕3月

孕7月

孕4月

孕6月

孕5月

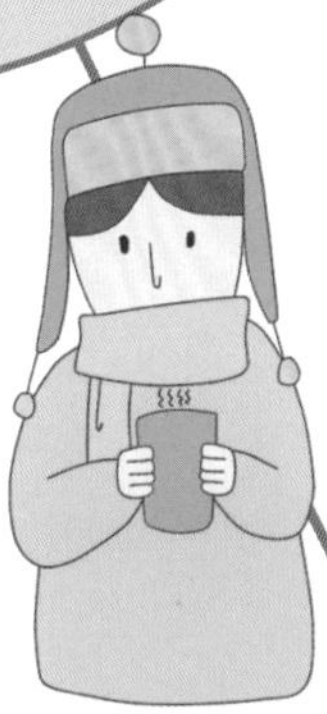

温水泡脚缓解腿抽筋

温水泡脚能促进血液循环，缓解腿抽筋时的疼痛难耐等不适。

水肿时还要保证饮水量

水肿和饮水没直接关系，每天仍要保证足够的饮水量。

孕期好心情调适

　　现在准妈妈正处于相对舒适的孕中期，不过还会受到一些不适的困扰，胃灼热、皮肤瘙痒、下肢水肿、腿抽筋、失眠等，都可能影响准妈妈的心情。不过为了胎宝宝，准妈妈也应学会微笑着忍耐和努力克服，用乐观的心态面对这些不适。

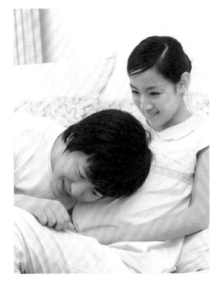

准爸爸数胎动，不仅是和胎宝宝在交流，也是和准妈妈在增进情感，准妈妈在这一过程中心情也会变得很好。

和准爸爸一起数胎动

　　一般在孕20~24周，隔着准妈妈的肚皮就能感觉到胎动。这时候准妈妈可以和准爸爸一起数胎动，直接与胎宝宝交流情感。在数着胎动的时候，可以发挥自己的想象，想象着和宝宝对话，对宝宝的美好祝福与愿望都可以说出来。准妈妈会在这个过程中享受怀孕的美好，心情也会变得积极乐观。

瑜伽颈部练习

　　瑜伽被许多准妈妈证实是安全的孕期运动。瑜伽强调身体在有限的范围内柔和伸展，因此它可能是最适合这一特定时期的运动。下面这个坐着或站着就能做的颈部练习，可以让紧张的颈部肌肉得到放松，减轻脖颈的不适感，也有助于调适心情，非常适合准妈妈。这个练习要缓慢进行，避免颈部肌肉过于用力而劳累。这个动作如果闭着眼睛做，还可以缓解眼部疲劳，滋养眼部神经。

　　1.跪坐、站立或者坐在一张稳定的直背椅子上都可以，两肩平直不动，保持这个姿势。

　　2.两眼向前直视，吸气，将头部向右方倾斜，右耳尽量向肩部靠拢。呼气，头回到正中。然后吸气，头向左方倾斜。

　　3.轻柔地把头后仰和低头，然后头部做轻柔的圆圈旋转运动，以不使颈部过于用力为度，肩膀尽量保持放松状态。每个方向旋转8~10次（一左一右、一前一后算1次）。

 游泳让准妈妈放松 《

　　游泳可以锻炼臂部和腿部肌肉，对心血管也有好处，而且可以让身形日益"庞大"的准妈妈在水中感到自己的身体不那么笨重，无论是身体还是心情都会放松许多。游泳在孕期的任何时段都可进行（最好事先征求医生意见），但是要注意泳池的卫生条件，尽量选择人少的时候，注意保暖，预防感冒。

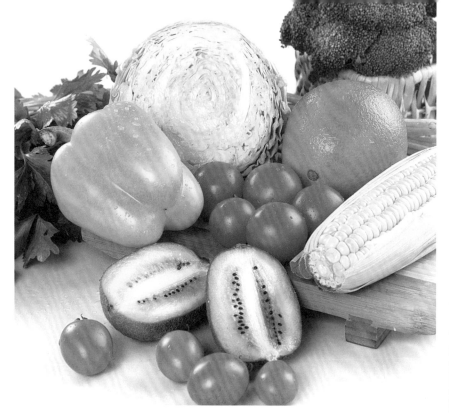

稍向下弯曲一些，或者在手腕下面垫一个鼠标垫。晚上睡觉时，手自然地举在头顶，放在枕头上。

➕ 夜间突然腿抽筋怎么办

夜间突然腿抽筋了，这时候可以用温水泡脚来缓解。准妈妈睡前坚持用温水泡脚，还有很好的缓解疲劳、促进血液循环、帮助入睡的功效。温水泡脚的同时，可以用湿热的毛巾热敷一下小腿，能很快缓解腿抽筋疼痛难耐的状况。

准爸爸还可以按摩准妈妈的足部和小腿，也有助于使小腿肌肉快速放松，消除疼痛感。

如果你不是偶尔腿抽筋，而是经常肌肉疼痛，或者你的腿部肿胀、触痛，就应该去医院检查。这可能是出现了下肢静脉血栓的征兆，需要立即治疗。

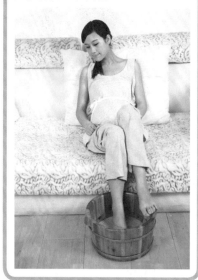

本月最常见的问题

水肿了是不是要减少饮水量

不少准妈妈以为孕期水肿是自己喝水太多造成的，于是开始控制自己的饮水量，结果不但水肿没有消退，精神也不好了。其实，孕期水肿和饮水量并没有直接的关联，水肿主要是因为准妈妈摄入盐分或糖分太多或是由于内分泌的改变引起的。

一旦出现水肿的情况，就要在饮食上进行控制，以清淡的蔬菜、水果为主，不要吃难消化和易胀气的食物，如红薯、洋葱等。

腿部水肿比较严重时，应该多卧床休息，采取左侧卧姿势，这样可以避免压迫下肢静脉。另一方面，为了消除水肿，准妈妈必须保证血液循环畅通、气息顺畅，所以在注意保暖的同时尽量避免穿过紧的衣服。

手部麻木与刺痛怎么办

准妈妈的手指和手腕有时会有一种针刺及灼热的感觉，有时从手腕到整个肩膀都会感觉疼痛，这种因为情况也被称作"腕骨综合征"。这是由于怀孕时体内大量的多余体液储存在手腕的韧带内，使手腕肿胀造成的。

准妈妈应减少白天手的活动量。运用手腕工作时多注意姿势，比如打字时让手腕自然放平，稍

生活细节

房间里不宜随便摆放花草

有些花草可能会让准妈妈产生过敏等不适症状，所以房中的花草不能随意摆放。

如果准妈妈分不清哪些花草适合在房间里摆放，那就选盆最简单的吊兰或绿萝，既可以美化环境，又可以净化空气，还能增加房间内空气的湿度。常用电脑的上班族准妈妈也可以在电脑桌上放盆绿萝或豆瓣绿，可吸收电脑产生的辐射。

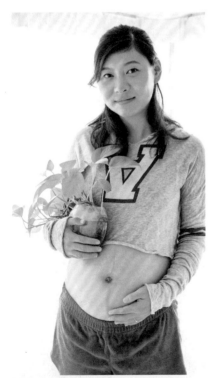

孕期多接触花草能使准妈妈的心情变好。

正确俯身弯腰

孕6月后，胎宝宝的体重会给准妈妈的脊椎造成很大压力，并引起准妈妈背部疼痛。因此，准妈妈要尽量避免俯身弯腰，以免给脊椎造成过重的负担。如果准妈妈要从地面捡拾东西，俯身时不仅要慢慢地、轻轻地向下，还要首先屈膝并把全身的重量分配到膝盖上。准妈妈要清洗浴室或是铺沙发也要照此动作。

选择有靠背的椅子

准妈妈不可能整天都躺在床上，除了一些活动以外，很多时候都是坐着，特别是职场准妈妈，可能一天中会有很长时间坐着，这样就会影响血液循环，从而造成脚部肿胀和小腿静脉曲张，严重的还有血栓性静脉炎的危险。

建议准妈妈选择有靠背的椅子，可以在后面垫个软垫，在脚前方放个能放双脚的小凳子，每隔半个小时就起身活动一下。

穿防滑、宽松的鞋

准妈妈宜穿宽松、轻便、防滑、透气性好的鞋，不要穿合成皮质的鞋和尼龙材质的鞋，以防因脚不透气而加重双脚水肿。双脚水肿比较严重和怀孕6个月以上的准妈妈，要选择比自己双脚稍大一点的鞋，但也不要过于宽松。

穿弹性袜预防静脉曲张

准妈妈专用的弹性袜可以在药店或孕妇服装店买到，对缓解静脉曲张症状很有帮助。这种袜子也称医用循序减压弹力袜，这种袜子在脚踝处是紧绷的，顺着腿部向上变得越来越宽松，逐渐减轻腿部受到的压力，使血液更容易向上回流入心脏。早晨起床前，准妈妈还躺在床上的时候，就可以穿上这种长袜，防止血液被压迫在下肢。

不宜在准妈妈房中摆放的花草 《

» 香气浓郁的花卉：茉莉、丁香、水仙等具有浓郁香味的花卉，易导致准妈妈食欲下降，甚至恶心、呕吐、头痛。

» 容易引起过敏的花草：万年青、五彩球、洋绣球、迎春花等，可能导致准妈妈皮肤过敏。

» 夜来香、丁香等吸进氧气，呼出二氧化碳，不宜摆在准妈妈卧室。

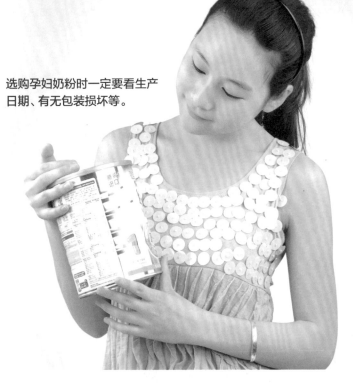

选购孕妇奶粉时一定要看生产日期、有无包装损坏等。

根据需要喝孕妇奶粉

准妈妈的膳食结构很难做到完全合理、均衡，有些营养素仅从膳食中摄取，不能满足身体的需要，如钙、铁、锌、维生素D、叶酸等。而孕妇奶粉中几乎含有准妈妈需要的所有营养素，基本上能够满足准妈妈对各种营养素的需求。

但是，并不是说孕期一定要喝孕妇奶粉。尤其是一些孕前较胖的准妈妈或孕期体重增长过快的准妈妈，最好征求医生的建议。

孕妇奶粉和牛奶哪个好

从营养成分来讲，孕妇奶粉优于牛奶。目前，市售的牛奶大多只强化了维生素A、维生素D和一些钙元素等营养素，而孕妇奶粉几乎强化了准妈妈所需的各种维生素和矿物质。

孕妇奶粉是根据准妈妈孕期特殊的生理需要而特别配制的，能全面满足孕期的营养需求，比鲜奶更适合准妈妈饮用。有些平时喝牛奶容易拉肚子的准妈妈，可以选用低乳糖的孕妇奶粉。

孕妇奶粉什么时候喝

一般情况下，从孕中期开始，准妈妈血容量增加，胎宝宝铁需要量增加，因而准妈妈还要增加铁的摄入量。相当一部分准妈妈由于食量、习惯等原因，在孕中期难以获得充足全面的营养，而孕妇奶粉很好地弥补了这一点。

对于营养不良的准妈妈和怀多胞胎的准妈妈，可以根据需要，从孕早期就开始喝孕妇奶粉。

✚ 中药也不能随便服用

其实，中药往往由多种成分组成，同样可能蕴含强大毒性，从而对准妈妈和胎宝宝的健康形成较大威胁。

中药中毒性较强的药有乌头、水银、铅粉、天南星、半夏、巴豆等；泻下药有芒硝、大黄、牵牛、番泻叶等；破血去瘀的药有桃仁、红花、茜草等；大辛大热的药有附子、干姜、肉桂等；通利的药有瞿麦、木通、通草、茅根等。这些中药准妈妈都不能随便服用，否则易引起流产，对胎宝宝发育不利。

无论是中药还是西药，都应遵循两个原则：第一，不是非用不可时应尽量避免用药；第二，必须在医生指导下使用，严格遵守准妈妈的适用剂量和方法。

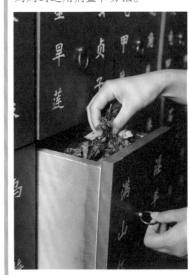

中药的服用要谨慎，即使是孕期可以服用的，也一定要有医生的指导。

这样吃最营养

　　现在是胎宝宝的发育中期，生长速度明显加快，骨骼开始硬化，当脑细胞增加到大约160亿个时数量就不再增加，而大脑的重量还要继续增长。胎宝宝还要靠吸收大量铁元素来制造血液中的红细胞，因此准妈妈应注意补充铁、维生素C、钙、蛋白质等。

补铁保障红细胞的合成

　　红细胞的产生，要靠源源不断的铁元素供应来完成。如果铁摄入不足，准妈妈和胎宝宝都会出现缺铁性贫血。

　　摄入量：怀孕期间，铁的需求达到孕前的2倍。孕早期每天至少应摄入15毫克，孕中期每天约20毫克，孕晚期每天为25~35毫克。100克鸡肝能提供12毫克的铁，100克鸭血能提供30.5毫克的铁，准妈妈可有选择地摄入。

　　食物来源：含铁较多的食物有猪肝、鸡肝、鸭血、蛤蜊、海带、木耳、鱼、鸡、牛肉、蛋、紫菜、菠菜、芝麻、红枣、山药、大豆等。

维生素C促进铁吸收

　　维生素C可帮助准妈妈身体吸收更多的铁元素，同时还可以减轻牙龈出血、口腔溃疡等症状。

　　摄入量：孕期推荐量为每天130毫克，基本上2个猕猴桃或1个柚子就能满足这个需求。

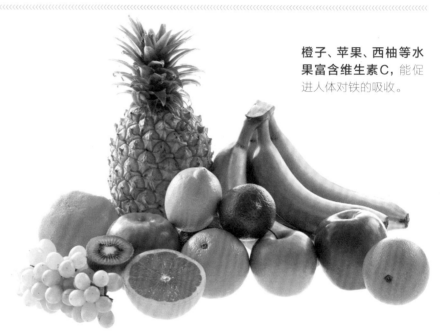

橙子、苹果、西柚等水果富含维生素C，能促进人体对铁的吸收。

　　食物来源：黄色、橙色水果和蔬菜都含维生素C。含维生素C的新鲜蔬菜有小白菜、油菜、苋菜、芹菜、香椿、苦瓜、毛豆、豌豆苗、莲藕等；富含维生素C的水果有柚子、柑橘、橙子、柠檬、草莓、柿子、芒果、猕猴桃、龙眼等。

吃饭要细嚼慢咽

　　孕6月，大多数准妈妈都会出现胃胀、消化不良的现象，这是由于子宫增大，向上顶到胃肠，影响了胃肠蠕动导致的。若此时准妈妈吃饭依然狼吞虎咽，会增加胃肠的负担，加重胃肠胀气、消化不良的症状。

　　食物未经充分咀嚼，进入胃肠道之后，与消化液的接触面积小，使食物与消化液不能充分混合，影响食物的吸收。有些粗糙食物，因咀嚼不够细，还会加大胃肠消化负担或损伤消化道。为了自身的健康和胎宝宝的发育，准妈妈吃饭时最好细嚼慢咽。

宜喝低脂酸奶

益生菌是有益于准妈妈身体健康的一种肠道细菌，而低脂酸奶的特点就是含有丰富的益生菌。在酸奶的制作过程中，发酵能使奶质中的糖、蛋白质、脂肪被分解成为小分子，准妈妈饮用之后，这些营养素的利用率非常高。

吃点野菜可预防妊娠糖尿病

大多数野菜富含植物蛋白、维生素、膳食纤维及多种矿物质，营养价值高，而且污染少。准妈妈适当吃野菜，可预防便秘，还可以预防妊娠糖尿病。

常见的野菜有：蕨菜，可清热利尿、消肿止痛；小根葱，可健胃祛痰；荠菜，可凉血止血、补脑明目，治水肿和便血。准妈妈应根据自身身体状况适量食用。

动物肝脏处理有诀窍

动物肝脏中铁、维生素A含量丰富。但由于肝脏是动物体内最大的解毒器官，容易聚集毒素，所以不能多吃。准妈妈最好每周食用不超过2次，每次控制在50克内。

动物肝脏的处理很关键。先用自来水冲洗几分钟，再用冷水浸泡30分钟，然后用水洗干净。如果需立即进食，可将肝脏切成块，放在水中用手轻轻抓洗，然后用流水洗净。烹调时一定要煮熟炒透，使肝脏完全变成灰褐色。

海带也不能多吃 《

海带中含有丰富的碘、钙、硒等矿物质，但不宜多吃。吃过多海带易引起碘摄入过量，对胎宝宝产生不良影响。而且，由于近些年来环境污染严重，海带也深受其害，成为铅、汞、砷等重金属"含量丰富"的食物，准妈妈长期大量食用对身体有害。

准妈妈食用海带时，最好将海带浸泡24小时，并且在浸泡过程中勤换水。泡好后的海带如一时吃不完，可以晒干存储。

第一章 孕检到产检，知道越多越安心

第二章 十月怀胎

第三章 分娩

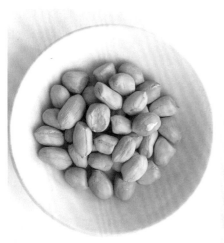

花生： 有扶正补虚的功效，很适宜体质虚弱的准妈妈食用。吃花生还能健脾和胃、利水消肿，适用于营养不良所致的体虚水肿、小便不利等。

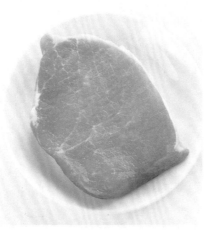

鸡肉： 肉质细嫩、滋味鲜美，有滋补养身、健脾益胃的作用，还含有对胎宝宝生长发育起重要作用的磷脂，是孕期的食补佳品。

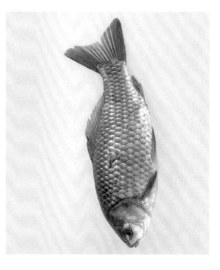

鲫鱼： 对脾胃虚弱、水肿等症状有很好的食疗作用，所含的优质蛋白质易于消化吸收，常食可增强机体的抗病能力。

健康食谱推荐

星期	早餐A	早餐B	午餐A	午餐B	晚餐A	晚餐B	加餐
一	牛奶 鸡肉饼 苹果	虾仁粥 煮鸡蛋	米饭 板栗烧仔鸡 清蒸茄丝	米饭 鲜蘑炒豌豆 菠菜鱼片汤	西红柿鸡蛋面 香菇油菜 盐水鸡肝	米饭 家常焖鳜鱼 菠菜炒鸡蛋	葡萄汁 香蕉
二	素包 煮鸡蛋 牛奶	全麦面包 煮鸡蛋 牛奶	海带焖饭 鱿鱼炒茼蒿 凉拌土豆丝	米饭 奶油烩生菜 葱爆酸甜牛肉	米饭 孜然鱿鱼 猪血菠菜汤	米饭 空心菜排骨汤 牡蛎炒生菜	全麦面包 牛奶 核桃
三	芝麻糊 煮鸡蛋 蔬菜沙拉	紫菜包饭 牛奶 凉拌西红柿	米饭 凉拌苦瓜 咸蛋黄焗南瓜 鸭肉冬瓜汤	馒头 醋熘西葫芦 白菜炖豆腐 空心菜排骨汤	米饭 金针菇拌肚丝 香椿苗拌核桃仁	阳春面 板栗扒白菜 苦瓜煎蛋 鸭血豆腐汤	银耳羹 酸奶 开心果
四	小米鸡蛋粥 拌豆腐干丝	鸡蛋饼 牛奶 香蕉	海带焖饭 虾仁豆腐 炖排骨	香椿蛋炒饭 百合炒牛肉 清炒油麦菜	烤鱼青菜饭团 豆干拌芹菜 山药羊肉汤	米饭 清蒸鲫鱼 松仁玉米	酸奶草莓露 全麦饼干 松子
五	南瓜饼 蜂蜜柠檬汁 煮花生	大米粥 煮鸡蛋 凉拌黄瓜	米饭 双鲜拌金针菇 百合莲子汤	米饭 素炒豌豆苗 鱼头豆腐羹	米饭 西芹炒百合 红烧带鱼 蛋花汤	馒头 玉米鸡丝 凉拌苦瓜 炒馒头	草莓汁 香蕉 麦麸饼干
六	全麦面包 牛奶 煮鸡蛋	玉米面发糕 牛奶核桃粥	米饭 奶汁烩生菜 山药五彩虾仁	米饭 香菇炒花菜 糖醋莲藕 鲫鱼冬瓜汤	小米蒸排骨 牛奶馒头 虾皮紫菜汤	花卷 油烹茄条 香菇豆腐汤	牛奶水果饮 核桃
日	大米绿豆粥 凉拌黄瓜 煮鸡蛋	小米红枣粥 煮鸡蛋 苹果	香菇鸡汤面 苦瓜煎蛋 熘肝尖	虾仁蛋炒饭 蒜蓉西蓝花 菠菜鱼片汤	米饭 土豆炖牛肉 虾米白菜	莴苣瘦肉粥 松子仁玉米 清炒油菜	酸奶 猕猴桃 榛子

胎教重点

你想象中的宝宝是什么样子的？有研究表明，如果准妈妈经常想象胎宝宝的模样，宝宝出生后的模样与孕期的设想在某种程度上将会较为相似，那就赶紧想象吧。

随时都可以做的意念胎教

意念胎教没有时间限制，准妈妈可以选择自己喜欢的时刻进行意念胎教，从怀孕一直到分娩都适合。意念胎教能使准妈妈的心情平和，也可使胎宝宝向理想的方面发展。尤其在怀孕初期，准妈妈经常想象美好的事物，如名画、风景、优美音乐、文学作品和影视中美好的镜头，可以帮助准妈妈缓解恶心、呕吐、厌食等带来的不舒服的感觉。

哼唱儿歌、童谣

儿歌、童谣旋律优美，节奏和谐，情感真挚，可以给人带来美的享受和情感的熏陶，深受儿童的欢迎，胎宝宝也不例外。

对于准妈妈而言，哼唱儿歌、童谣，还会情不自禁地憧憬宝宝出生后的美好时光，也会回想起自己儿时的欢乐时光，让准妈妈和胎宝宝在儿歌中获得愉快的情感享受。儿歌、童谣语言浅显明快，通俗易懂，有节奏感，便于吟诵，更容易被胎宝宝听懂。

想象宝宝出生后的样子

准妈妈与胎宝宝具有心理和生理上的联系，准妈妈的想象是通过自己的意念构成胎教的重要因素，并转化渗透到胎宝宝的身心之中。在怀孕期间，准妈妈透过想象来勾勒胎宝宝的形象，这个形象在某种程度上，与即将出生的胎宝宝相似。所以准妈妈可以在房间里贴一些可爱宝宝的画像或照片，来帮助准妈妈保持愉快的心情。

放松心态开始胎教

准妈妈可以选择舒服的姿势让整个身体放松下来，自由地深呼吸，慢慢地呼气，把紧张、压力与不快通通排除，然后准妈妈会进入更放松的状态，想象最愉悦和安宁的场景。这种想象能够提高准妈妈的自信心，并最大限度地激发宝宝的潜能，对克服妊娠抑郁症也很有效果。

 意念胎教要循序渐进、坚持不懈

施行意念胎教必须循序渐进，由具体到抽象，从感性到理性。要培养胎宝宝的思维能力、独立个性和顽强性格，向胎宝宝不断"传达"相关意念，不断累积就会有效果。

意念胎教对于准妈妈并非易事。有的准妈妈因为各种原因，往往三天打鱼两天晒网，不能坚持。刚开始时意念胎教易使人疲劳，且效果不明显，这时就需坚定信心。

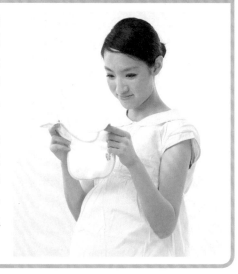

孕7月（25~28周）

孕7月的胎宝宝已经很大了，而且生长速度依然很快，准妈妈大腹便便，孕味十足。沉重的腹部让准妈妈常感到疲惫，腰酸背痛、下肢水肿、静脉曲张都可能出现。这一时期也是筛查妊娠糖尿病的最佳时间，准妈妈要按时产检。

胎宝宝：能分辨明暗了

胎宝宝的肺、脊柱仍在发育中，已经会吸气和呼气，眼睛已经形成，听觉也很敏锐。胎宝宝的肺继续发育，味蕾、虹膜、睫毛已基本形成，能觉察光线的变化。

准妈妈：大腹便便也很美

腹部继续变大，行动已经显得非常笨拙了，其实，大腹便便何尝不是一种美呢？但是不管如何，只有最后的3个月了，准妈妈咬紧牙关，坚持到底吧。

体重管理 《

预防妊娠高血压综合征、妊娠糖尿病

这个月小家伙长到32厘米，体重约1千克，有一个柚子那么大了。从这个月开始，准妈妈的体重增长会很迅速，一直到分娩，体重有可能增加5~6千克。

怀孕期间体重增加过快，容易发生妊娠高血压综合征和妊娠糖尿病，从而导致巨大儿、新生儿低血糖、低血钙等风险的发生，而且也不利于分娩和新妈妈产后身材的恢复。

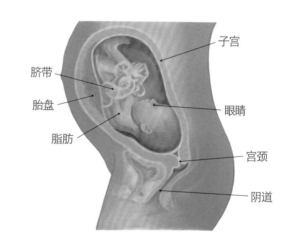

子宫
脐带
胎盘
脂肪
眼睛
宫颈
阴道

倒计时
离宝宝**出生**还有**3**个月

本月大事记

拍张珍贵的大肚照

选择专门给准妈妈拍照的影楼，可以使用孕妇专用化妆品。

最重要的事

做妊娠糖尿病检查

早晨空腹去医院检查，血糖异常时还要进一步做糖耐量试验。

睡软硬适中的床

软床会加重准妈妈腰背部肌肉和脊椎的负担压力。

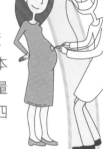

做四维彩超检查

胎宝宝发育基本完整了，羊水量也很适合进行四维彩超。

在家测胎动

从早上 8 点到晚上 8 点，胎动应不少于 10 次，也不能太过频繁。

尿常规检查

能及时诊断泌尿系统疾病，还能了解准妈妈的肾脏情况。

血常规检查

有助于诊断准妈妈是否贫血和患血液系统疾病。

孕10月　孕1月　孕2月　孕3月　孕4月　孕5月　孕6月　孕7月　孕8月　孕9月

孕期好心情调适

相对舒适的孕中期就要结束了，准妈妈的身体压力逐渐大了起来，对越来越近的分娩的担心，使准妈妈很容易出现焦虑症状。这时候除了准爸爸和其他家人的鼓励关心，准妈妈自己也要调整好心态，相信自己一定能顺利走过孕期。

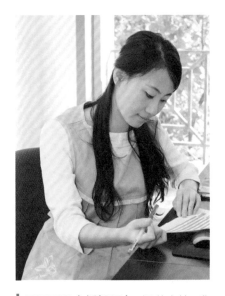

用深呼吸来缓解压力，调节心情，准妈妈每工作2小时就可以做1次。

吃对食物防焦虑

食物是影响情绪的一大因素，选对食物的确能提神，安抚情绪，改善忧郁、焦虑症状。准妈妈不妨在孕期多摄取富含B族维生素、维生素C、镁、锌的食物及深海鱼等，通过饮食的调整来达到抗压及抗焦虑的功效。

可以预防孕期焦虑的食物有：深海鱼、鸡蛋、牛奶、优质肉类、空心菜、菠菜、西红柿、豌豆、红豆、香蕉、梨、葡萄柚、木瓜、香瓜和坚果类、谷类、柑橘类等。

特别是海鱼、海虾、贝类等海产品以及坚果和植物油，常吃对缓解抑郁心情有很大帮助。因为这些食物中含有ω-3脂肪酸，有一定的抗抑郁作用，能够缓解产前抑郁。鱼油也含有ω-3脂肪酸，准妈妈可以适当吃一些。坚果和植物油中的α-亚麻酸在人体内也能转化为ω-3脂肪酸，准妈妈也可以适当吃一些。

缓解工作压力的小方法

下面这两个小方法能帮助还在工作的准妈妈减轻工作压力，对时间和场地都没有要求，坐在办公桌前就能做，需要的时候随时都能进行。

1.深呼吸的同时，依次放松身体各部位的肌肉。从脚部开始，依次是下肢、手、上肢、躯干、肩部、颈部和头部，持续5~10分钟。

2.慢慢地吸气，保持腹部吸气的模式，数到4后再吐气。在吐气时保持肩部和颈部放松并数到6。

♥ 给宝宝起名字 《

很多准爸妈在孕期甚至在孕前，就已经开始绞尽脑汁，思考该给宝贝取一个什么名字。由于还不知道肚中孕育的究竟是男宝宝，还是女宝宝，所以准爸妈起名时，最好先准备一个男孩名，再准备一个女孩名。这样，等宝贝出生了，就有备无患了。

一个意蕴深远、音韵优美的名字，寄寓了爸爸妈妈对宝贝的无限期待，也是送给宝贝最好的礼物。准妈妈在给宝贝起名字的过程中，也能感受做母亲的快乐与幸福。

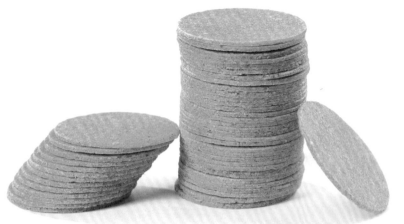

准妈妈只能少量吃山楂片，
吃多了不利于养胎保胎。

本月最常见的问题

积食不消化了怎么办

准妈妈如果出现消化不良的症状，可以在医生指导下口服健胃消食片或山楂丸治疗，并要清淡饮食，可适当饮用牛奶或吃些苹果。准妈妈经常散步也可以促进消化，但是不能随便按摩腹部，以免对胎宝宝造成影响。

出现痔疮了怎么办

由于孕激素和子宫增大对肠胃的影响，一些准妈妈会患痔疮，发生率大约为1/3。孕期痔疮通常根据怀孕时间和痔疮症状严重程度来选择治疗方法，原则上应选择保守治疗方法。

准妈妈可通过温水坐浴、局部涂抹软膏和栓剂等方式来缓解症状。在使用软膏或栓剂时应注意，含有类固醇和麝香的药物应避免使用。

尿频什么时候才结束

孕早期的尿频症状到了孕4月开始就会有所缓解，这是因为膀胱受到的压迫消失了，准妈妈也会进入相对舒适的孕中期。而孕晚期的尿频通常会持续到分娩几天后才终止，这是因为虽然分娩后子宫对膀胱的压迫消失，但还需要时间将新妈妈体内多余的体液全部排净。

尿路感染能用药吗

准妈妈尿路感染的治疗需考虑药物对准妈妈和胎宝宝两方面的影响：既要避免使用对胎宝宝有致畸作用的药物，如四环素族和喹诺酮类等，又要避免使用对准妈妈和胎宝宝均有毒性作用的药物，如氨基糖苷类、去甲万古霉素等。无致畸作用的药物如青霉素类、头孢菌素类等可以使用，但一定要在医生的指导下用药。

✚ 老是失眠怎么办 《

越临近孕晚期，准妈妈可能越会觉得心神不安，睡眠不好，这是在怀孕阶段对即将承担母亲的重任感到忧虑不安的反应。这是正常的，准妈妈要保持良好的心境。你可以向准爸爸或亲友诉说你的内心感受，因为倾诉往往是最好的自我调节方法。同时，多看些育儿方面的书，听听美妙的音乐，把备产工作做得井井有条，都可以减轻忧虑，少做噩梦。

另外，准妈妈临睡前也可以喝杯温牛奶，跟胎宝宝说说话，听听音乐或者泡泡脚，等有了睡意再上床，柔和的灯光，舒适的温度等，这些都利于提高睡眠质量。

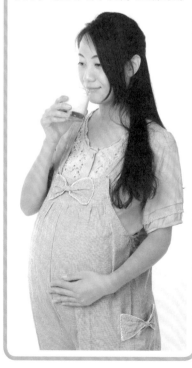

第一章 孕检到产检，知道越多越安心

第二章 十月怀胎

第三章 分娩

生活细节

睡软硬适中的床

孕中期，准妈妈腰背部肌肉和脊椎压力都比较大，不适合睡太软的床。准妈妈可以选择软硬适中的床。挑床垫时，先坐在床垫边，站起来后，若发现床垫刚坐的位置出现下陷，即表示床垫太软。也可以两个人一起测试，较重一方在床垫上翻身，看床垫是否摇动，是否会影响到另一方。

如果是木板床，可以在床上垫两三层厚棉垫或厚薄适宜的海绵垫，以床垫总厚度不超过9厘米为宜。

准爸爸帮助准妈妈翻身

准妈妈肚子越来越大，休息和睡觉时，翻身也会变得困难。这时，准爸爸一定要牺牲自己一点睡眠时间，让自己变得机警些，夜晚准妈妈需要翻身时帮帮她，她一定会为准爸爸的体贴而感到欣慰，还能在一定程度上缓解对分娩的恐惧。

家中不要用发泡地垫

许多人喜欢把发泡地垫铺在地板上，这些花花绿绿的发泡地垫，很可能是空气污染的源头。抽查显示，市场上很大一部分发泡地垫都属于不合格产品，它们会缓慢释放甲醛，成为居家生活的"定时炸弹"，准妈妈一定要慎用。

拍张美美的大肚照

很多准妈妈都特别渴望拍美美的大肚照，但是只有7个月以后肚子才能又圆又大，拍出来才好看。拍大肚照的最佳时间是孕7~8月。那些心急的准妈妈可以先浏览一下网上的大肚照，提前策划要怎么拍。事先要和客服人员沟通并预定时间，选人少的日子去拍比较好，这样不会等太久。

拍大肚照的注意事项

1. 选择专门给孕妇拍摄的影楼，这样专业性会比较强，而且有很多孕妇服装可以选择。

2. 与化妆师沟通，尽量少用化妆品，不要用含铅的化妆品，尤其是不要将唇彩吃到肚子里。如果不放心，准妈妈可以带上自己习惯用的化妆品。

3. 既然是拍大肚照，一定至少要有一组露出肚子的照片。不要害羞也不要遮遮掩掩，大方地把骄傲的大肚子露出来，还可以涂些亮亮的橄榄油。但要注意对腰腹部的保暖。

4. 肚皮彩绘很流行，但是如果准妈妈不能确定彩绘涂料的质量，最好不要在肚皮上画彩绘。

5. 拍摄的环境不要太封闭，以免空气不好。拍摄的时间不要太久，避免准妈妈太累了。

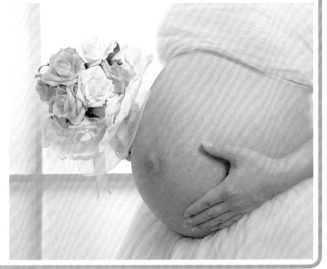

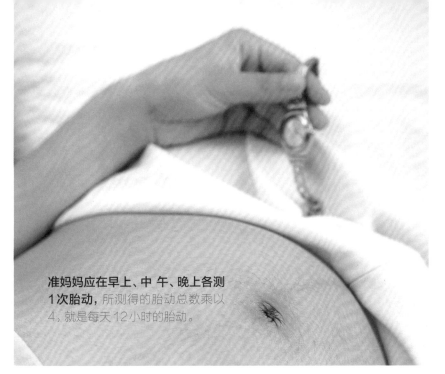

准妈妈应在早上、中 午、晚上各测1 次胎动，所测得的胎动总数乘以 4，就是每天 12 小时的胎动。

在家测胎动

在家监测胎动一般有两种方式：累计每天的胎动次数和计算固定时间内的胎动次数。

累计每天的胎动次数：这是最简单的计算方法，你可以做一个简单的表格，每天早上 8 点开始记录，每感觉到 1 次胎动，就在表格里做个记号，累计 10 次后，就不要再做记录了，说明胎宝宝一切正常。如果从早 8 点到晚 8 点，胎动次数都没有达到 10 次，建议准妈妈尽快去医院检查。

计算固定时间内的胎动次数：初产妇的胎动一般在孕 18 周左右出现，孕 28 周后需自己开始在家测胎动。准妈妈应每天测试3 小时的胎动，分别在早上、中午、晚上各进行一次。将所测得的胎动总数乘以 4，作为每天 12 小时的胎动记录。如果每小时少于 3 次，则要把测量的时间延长至 6 小时或 12 小时。

胎动过少或过多都要引起注意。胎动减少，准妈妈一般会很快警觉起来。但胎动频繁，往往会不在意，其实胎动过于频繁也是胎宝宝宫内缺氧的表现。

选择不系鞋带的鞋子

此时弯腰系鞋带对于准妈妈来说是一件很困难的事，过度弯腰不利于胎宝宝的健康，所以准妈妈应选择穿不系鞋带的鞋子，这样就免去了弯腰的麻烦。穿的时候最好坐着穿或是扶着其他固定物体，能够平衡好身体，比较安全。还可以买一个长柄的鞋拔，穿起鞋来就更方便了。

孕期正确洗脸 6 步曲 《

1. 用温水湿润脸部。先用温水洗去脸部的浮尘，温水能放大毛孔，有利于毛孔的清洁。

2. 使洁面乳充分起沫。洁面乳挤在手心，略用水打出泡沫。

3. 轻轻按摩 15 下。从下向上推洗，因为脸上的毛孔都是向下长的，这种洗法最利于清洁。

4. 鼻翼要多打几个圈。在鼻子位置的毛孔向上生长，所以在洗鼻子的时候要从上向下揉搓。鼻翼是最容易长黑头的，所以要多打几个圈。

5. 清洗洁面乳。用洁面乳按摩完后，就可以清洗了。应该用湿润的毛巾轻轻在脸上按，反复几次后就能清除掉洁面乳，又不损伤皮肤。

6. 趁肌肤水分未干时，涂抹保湿产品。

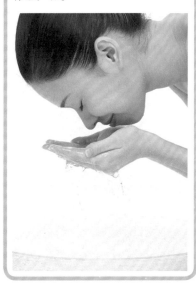

第一章 孕检到产检，知道越多越安心

第二章 十月怀胎

第三章 分娩

这样吃最营养

　　这个月，胎宝宝的生长速度依然很快，胎宝宝眼睑张开，长出眼睫毛，大脑、眼睛、耳朵等感觉系统显著发达起来，全部都需要优质营养的供给，准妈妈要适当增加B族维生素、脂肪、蛋白质和矿物质等的摄入，以适应胎宝宝的发育。

重点补充B族维生素

　　B族维生素摄入充沛，则细胞能量充沛，胎宝宝神经系统发达，胎宝宝大脑、骨骼及各器官的生长发育正常。

　　摄入量：维生素B_1每天的推荐摄入量为1.5毫克，维生素B_2为1.8毫克，维生素B_6为2毫克，维生素B_{12}为3~4微克。

　　食物来源：西葫芦、黄瓜、羊肉、芦笋、豌豆、生菜、圆白菜、西蓝花、辣椒、西红柿、蘑菇等富含维生素B_1。蘑菇、圆白菜、芦笋、西蓝花、南瓜、豆芽、牛奶、西红柿、麦芽等富含维生素B_2。圆白菜、花菜、西蓝花、辣椒、香蕉、芦笋、西葫芦、洋葱、菠菜、花生、芝麻、腰果等富含维生素B_6。羊肉、牡蛎、金枪鱼、鸡蛋、奶酪、虾、鸡肉等富含维生素B_{12}。

脂肪提升胎宝宝智力

　　脂肪有益于胎宝宝中枢神经系统的发育和维持细胞膜的完整。

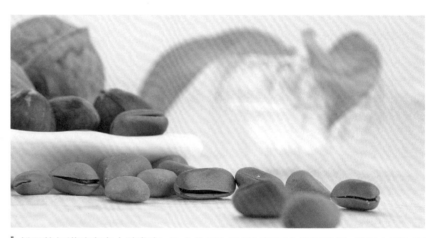

松子能促进胎宝宝大脑发育，富含的不饱和脂肪酸还有润肠通便、降低血脂和预防心血管疾病的功效，维生素E对缓解静脉曲张症状有很好的效果。

　　摄入量：准妈妈每天需要摄入约60克的脂肪，每天2个核桃、25克植物油，再加1把松子或葵花子基本就可以满足需要。

　　食物来源：一般从以下食物中摄入脂肪——各种油类，如花生油、豆油、菜籽油、香油等，奶类，肉类，蛋类如鸡蛋、鸭蛋等，此外，还有花生、核桃、芝麻等。

　　一般来说，植物油比动物油好，不仅消化率在95%以上，而且亚油酸含量丰富，还含有大量维生素E，可增强准妈妈和胎宝宝的机体耐力，维持正常循环功能。

不可忽视的水

　　为了把更多的营养输送给胎宝宝，并加速各类营养素在体内的吸收和运转，准妈妈不可忽视水的补充。准妈妈每天饮水量约为1200毫升即可。如果饮食中有汤、粥、果汁等液体食物，饮水量就要相应减少。

饮食控制血糖

1.咨询营养科医生，牢记自己一天应该摄入的食物总量，不要随意增减。

2.培养良好的饮食习惯，不偏食，保持食物种类多样化。

3.定时、定量进餐，不过饥，不过饱。

4.清淡饮食，控制油脂的摄入量。少用煎炸的烹调方式，多选用蒸、煮、炖等烹调方式。

5.少吃甜食。

6.水果通常在两次正餐之间作为加餐食用，在血糖控制不理想时应暂时不食用。

7.土豆、红薯、芋头、莲藕等可以算作主食。

多吃些谷物和豆类

从现在到分娩，应该增加谷物和豆类的摄入量，因为胎宝宝需要更多的营养。富含膳食纤维的食品中B族维生素的含量很高，对胎宝宝大脑的生长发育有重要的作用，而且可以预防准妈妈便秘。比如全麦面包及其他全麦食品、豆类食品、粗粮等，准妈妈都可以多吃一些。

适量增加植物油的摄入

本月胎宝宝机体和大脑发育速度加快，对脂质及必需脂肪酸的需求增加，须及时补充。因此，准妈妈可适当增加烹调所用植物油如豆油、花生油、菜籽油等的量。准妈妈还可以适当吃些花生、核桃、葵花子、芝麻等油脂含量较高的食物，但要控制每周体重的增加在350克左右，以不超过500克为宜。

孕期焦虑这样吃 《《

食物是影响情绪的一大因素，选对食物的确能提神，安抚情绪，准妈妈不妨在孕期多摄取一些富含B族维生素、维生素C、镁、锌的食物及深海鱼等，通过饮食的调整来达到抗压及抗焦虑的功效。

可以预防孕期焦虑的食物有：鱼油、鸡蛋、牛奶、空心菜、菠菜、西红柿、豌豆、红豆、香蕉、梨、葡萄柚、木瓜、香瓜和深海鱼、优质肉类、坚果类、谷类、柑橘类等。

第一章 孕检到产检，知道越多越安心

第二章 十月怀胎

第三章 分娩

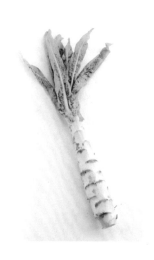

莴苣：富含B族维生素、铁和膳食纤维，具有调节神经系统功能的作用，很适合缺铁性贫血的准妈妈食用，还能促进消化，帮助排便。

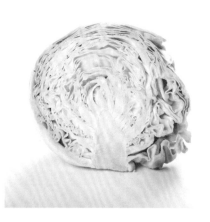

圆白菜：富含维生素，具有预防感冒的作用。新鲜的圆白菜还具有杀菌消炎的功效。咽喉疼痛、胃痛、牙痛时可多吃些圆白菜。

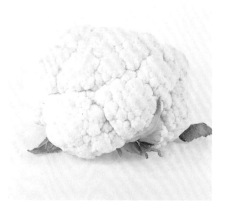

花菜：含有丰富的B族维生素和维生素C，能养肝护肝，增进肝脏功能，提高肝脏的解毒能力；维生素K有保护血管、止血的作用。

健康食谱推荐

星期	早餐A	早餐B	午餐A	午餐B	晚餐A	晚餐B	加餐
一	花卷 煮鸡蛋 苹果	南瓜包 小米粥 煮鸡蛋	蛋炒饭 虾仁豆腐 猪骨萝卜汤	米饭 家常豆腐 红烧排骨	麻酱面 家常焖鳜鱼 菠菜炒鸡蛋	西红柿打卤面 香菇油菜 红烧黄花鱼	黑米粥 雪梨
二	鲜虾馄饨 煮鸡蛋	全麦面包 牛奶 苹果	鳗鱼饭 青椒炒牛肉 凉拌土豆丝	米饭 菠菜鸡煲 香菇油菜	米饭 红烧牛肉 菠菜鱼片汤	米饭 胡萝卜炒猪肝 豌豆鸡丝	强化营养饼干 牛奶 草莓
三	鸡蛋饼 牛奶 蔬菜沙拉	菜包 豆浆 煮鸡蛋	米饭 凉拌藕片 鸭肉冬瓜汤	米饭 青椒炒肉丝 海带排骨汤	米饭 西芹炒百合 鱼头木耳汤	米饭 地三鲜 竹笋鲫鱼汤	麦麸饼干 开心果 牛奶
四	豆腐馅饼 煮鸡蛋 苹果	芝麻烧饼 煮鸡蛋 牛奶	香菇糯米饭 松子爆鸡丁 家常焖鳜鱼	小米蒸排骨 肉末炒芹菜 清炒油麦菜	莴苣猪肉粥 香干芹菜 凉拌莲藕	米饭 清蒸鳜鱼 凉拌土豆丝	牛奶水果饮 核桃
五	芝麻火烧 红薯小米粥	玉米粥 煮鸡蛋 凉拌菠菜	虾肉水饺 银耳拌豆芽 豆浆海鲜粥	鸡丝面 凉拌空心菜 葱爆牛肉	红枣小米粥 红烧带鱼 猪骨萝卜汤	牛奶馒头 干煎带鱼 排骨海带汤	烤馒头片 牛奶 猕猴桃
六	牛奶 全麦面包 苹果	牛奶 全麦面包 煎鸡蛋	南瓜包 清炒蚕豆 香菇山药粥	米饭 蜜汁南瓜 熘肝尖	猪血鱼片汤 家常豆腐 猪骨海带汤	瘦肉粥 花卷 蔬菜沙拉	肉末鸡蛋羹 香蕉 牛奶
日	三鲜馄饨 凉拌黄瓜 煮鸡蛋	牛奶馒头 凉拌西红柿 橙汁	米饭 银耳拌豆芽 山药五彩虾仁	烙饼 土豆炖牛肉 菠菜鱼片汤	什锦果汁饭 蒜蓉西蓝花 孜然鱿鱼 蛋花汤	西红柿鸡蛋面 香菇油菜 肉末茄子	全麦面包 松子 草莓汁

胎教重点

本月的胎宝宝已经会用胎动来和准妈妈交流了，在胎宝宝兴奋的时候，准妈妈如果用手电筒紧贴腹壁，不断开关手电筒，胎宝宝可能会很感兴趣地将头转向光源的位置，用这些方式和胎宝宝互动，对胎宝宝的发育很有帮助。

不要把看电视当胎教

很多准妈妈认为看电视既有声音又有图像，也是一种胎教方法。事实上这种想法是错误的，长时间看电视对准妈妈和胎宝宝都会造成不良影响。

电视机的显像管在高压电源激发下，向荧光屏连续不断地发射电子流，从而产生对人有影响的高压静电，并释放大量的正离子。正离子可以吸附空气中带负电的尘埃和微生物，附着在人的皮肤上，容易使准妈妈的皮肤产生炎症。

因此，准妈妈不宜近距离、长时间看电视。看电视时，一般距荧屏2米以外，并开启门窗。看完电视后要记得洗脸。

光照胎教

其实，怀孕第6个月末就可以尝试光照胎教了。用柔和的光线移动照射腹部，能够锻炼胎宝宝眼睛的灵活度，促进眼睛的发育，同时还能够刺激他对光做出相应的反应。光照胎教采用的光线应能够很好地穿透进入准妈妈的子宫中，光线应柔和，不能太刺眼。

光照胎教怎么做

先用手摸到肚子硬硬的地方，然后用手电筒弱（微）光贴住腹壁一闪一灭地对着照射，每次约5分钟，照射2~3次即可。如果感觉到胎宝宝转头，表示他在黑暗的腹部看到了照进去的光线，视觉反应正常。如果手电筒光线较强，可以蒙上一块白色的棉布在腹壁或手电筒上。

看几部温馨的电影

怀孕了还能看电影吗？当然可以，只要正确观影，避免身处影院等嘈杂环境，不观看剧情恐怖、悲伤，场面刺激、暴力、血腥的电影即可。准妈妈要保持快乐的情绪，才能为胎宝宝营造一个良好的生长环境。在家里看电影也是一个不错的选择，轻松、温暖、幽默的电影，能使准妈妈情绪放松，准妈妈还可以用自己的语言把电影内容分享给胎宝宝。

 光照时胎宝宝在做什么

如果胎宝宝处于觉醒的状态，通过腹壁用光照射胎宝宝颜面，在B超显像仪上即可见到胎宝宝的眼睑、眼球活动及头部回转做躲避运动。

一般情况下，直接用光线照射，可能会让胎宝宝感到不适；但如果用弱光照射，胎宝宝也可能会很感兴趣地将头转向光源的位置。

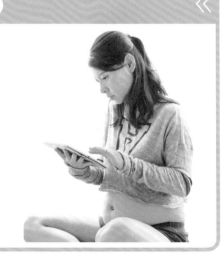

孕8月（29~32周）

从孕8月开始，准妈妈进入孕晚期，不适感逐渐增加，有时候就像在孕早期那样，尿频、便秘、易疲劳等症状总是让准妈妈难以招架。这时候，准妈妈更要保持良好心态，合理饮食，相信自己一定能孕育出健康的宝宝。

胎宝宝：喜欢睁眼和闭眼

胎宝宝的脑和肺正在发育的最后冲刺阶段。眼睛的变化非常明显，活动时睁开，休息时闭上。胎宝宝的五种感觉器官已经完全发育好并开始运转了，胎宝宝还喜欢转动头部。

准妈妈：甜蜜的"腹"担

胎宝宝和准妈妈的体重都在迅猛增加，准妈妈连走动都会觉得费力，还会感到憋气，这是因为肚中的胎宝宝也需要准妈妈吸入的氧气。准妈妈可能有些健忘，这是正常的，不必过于担心。

体重管理 《《

避免出现巨大儿

胎宝宝在准妈妈的肚子里继续长大，现在身长约42厘米，体重约1.8千克，相当于8个橙子那么重。由于胎宝宝发育迅速，准妈妈的饮食量要相应增加，但也要避免体重增长过快。

从现在开始直至分娩，准妈妈体重将增加5千克左右。现在，胎宝宝正在为出生做最后的冲刺，准妈妈体重每周增加0.5千克也是正常的，但是最好不要超过这个数值，否则会使胎宝宝过大，造成分娩困难。

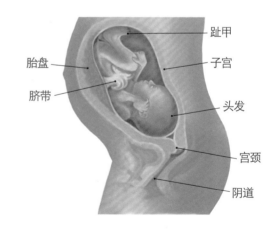

趾甲
胎盘
子宫
脐带
头发
宫颈
阴道

倒计时
离宝宝出生还有 2 个月

本月大事记

禁止性生活

孕晚期性生活易引起羊水感染和子宫收缩，对胎宝宝不利。

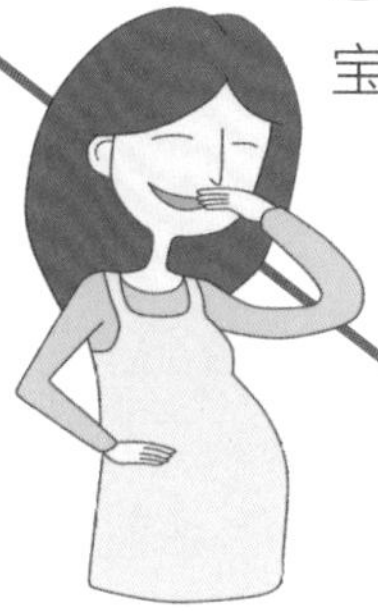

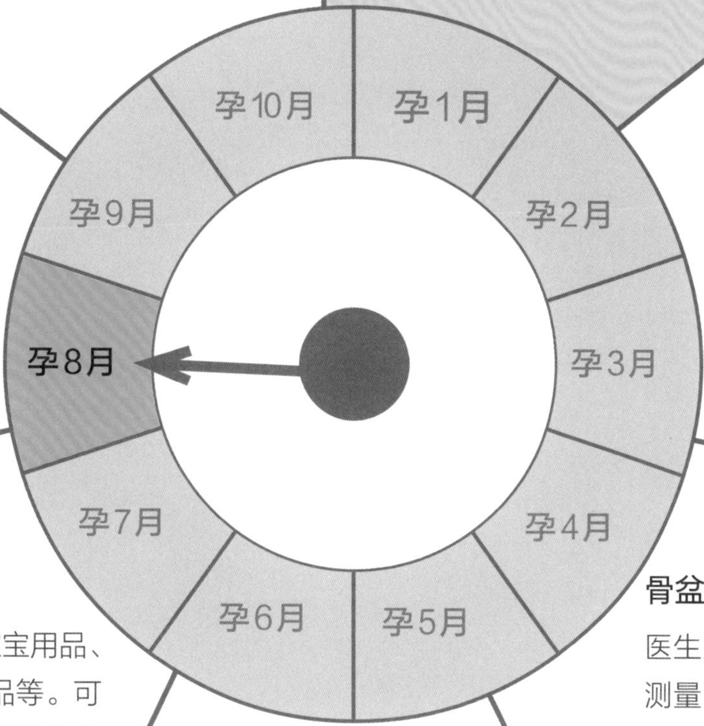

最重要的事

妊娠高血压综合征检查

孕 32 周以后是妊娠高血压综合征的多发期，准妈妈要及时做检查。

预防静脉曲张

多休息，使腿部肌肉放松、血液循环畅通。

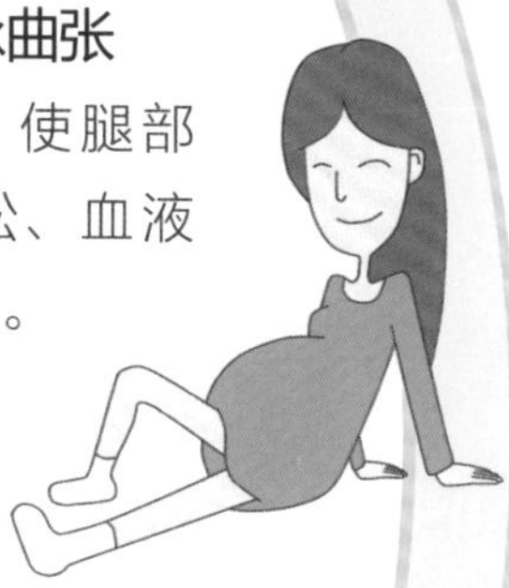

提前请产假

上班族准妈妈尽早申请产假，安排好工作交接。

孕10月 | 孕1月
孕9月 | 孕2月
孕8月 | 孕3月
孕7月 | 孕4月
孕6月 | 孕5月

准备待产包

包括妈妈用品、宝宝用品、入院重要证件物品等。可以上网找和自己同院生产的准妈妈们发的一些待产包明细。

骨盆测量

医生对准妈妈进行骨盆测量。骨盆狭小或畸形可能导致准妈妈无法进行顺产。

尽早选择分娩医院

考虑住院条件、医生和医护人员水平、离家远近等因素。

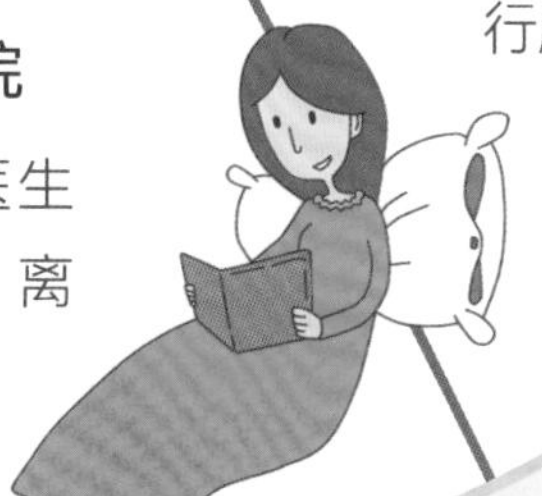

孕期好心情调适

进入孕晚期，准妈妈的行动会越来越吃力，也特别容易感到疲劳，之前的腰酸背痛、水肿等状况，在本月可能还会加重。睡眠质量不好，食欲的下降，对分娩的担心，都会使准妈妈的心情变得容易急躁焦虑。

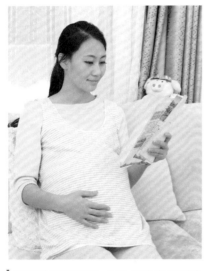

学些分娩的知识， 有助于准妈妈消除对分娩的恐惧心理。

准爸爸陪着准妈妈做产检　《《

能减少产前抑郁的发生。准爸爸永远是准妈妈最坚强的后盾，准爸爸通过陪同产检，了解准妈妈的心理，对她的情绪波动及时加以开导。

能监控准妈妈的生理变化。产检时，医生给准妈妈的提醒和建议很重要，准爸爸可以记录下医生的叮嘱，然后监督准妈妈执行，并且及时提供帮助。

孕期焦虑是早产"杀手"

上班族准妈妈在孕期工作压力大、熬夜多，是早产儿增多的一个重要因素。准妈妈的心理压力越大，特别是紧张、焦虑和抑郁，都与早产紧密相关。

很多上班族准妈妈在孕晚期还会坚持工作，如果不善于调节工作压力带来的紧张情绪，身体和心理一直处于较强工作强度下，就很容易诱发早产。此外，一些准妈妈还保持着孕前喜欢熬夜、晚睡晚起的习惯，这也会增加早产的概率。

孕晚期的7种焦虑

1.担心分娩时会有生命危险。

2.害怕分娩时的疼痛，无法选择剖宫产还是顺产。

3.担心住院后看到其他产妇的痛苦状况，医护人员的态度不好。

4.担心超过预产期而出现意外。

5.胎宝宝日益增大，准妈妈可能出现胎动加强、白带增多、消化不良、静脉曲张、水肿等状况，日常生活越来越不便，希望尽早结束妊娠的日子。

6.在选择母乳喂养和人工喂养上举棋不定。

7.宝宝即将来临，担心自己无法胜任妈妈这一角色。

了解分娩知识，克服分娩恐惧

准妈妈可以通过"孕妇学校"的知识讲座，了解分娩的全过程、可能出现的问题及对策，并进行分娩前的相关训练，建立对分娩的信心，解除思想负担。

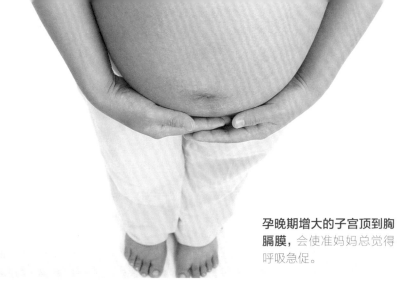

孕晚期增大的子宫顶到胸膈膜，会使准妈妈总觉得呼吸急促。

本月最常见的问题

总觉得呼吸急促，正常吗

孕晚期，增大的子宫顶到胸膈膜，并压迫到肺，会使准妈妈呼吸急促，这是正常现象，准妈妈不用太担心。当胎宝宝胎头降入盆腔后，这种状况就会好转。

此时准妈妈可放松自己，常做深呼吸，平日多出去走走，呼吸一下外面的新鲜空气。不过，如果准妈妈呼吸急促，同时还出现了胸痛，或者口唇、手指发紫的情况，应立即去医院检查。

这个月感觉肚子很硬，怎么回事

孕晚期肚子发硬，民间会认为是生女宝宝的表现，这是没有科学依据的。肚子发硬最科学的解释就是假宫缩，这是一种无痛宫缩。因为子宫到了孕晚期变得很敏感，受到一些刺激就会引起宫缩，这类宫缩与临产前的宫缩不同，一般不会引起分娩。

但是对于这些假性宫缩，准妈妈也应该注意，当肚子发硬之后，应该立刻停下手中的工作休息一下；如果是在路上发生假性宫缩，就停下脚步，坐在路边休息一会儿，待缓解之后再继续前行。

气短会使胎宝宝缺氧吗

准妈妈增大的子宫将膈肌顶高，使得胸腔容积变小，肺膨胀受到一定限制，因为进入肺泡的氧气减少了，所以准妈妈会感到气短。有的准妈妈会担心胎宝宝缺氧，这是没有必要的。因为胎宝宝生活在子宫里，准妈妈身体里有一套保护他的完整系统，会竭力保证胎宝宝的氧气供应。另外，胎宝宝具有自我保护的能力，会尽量从母体获取氧气。所以，只要准妈妈不是太严重的缺氧，胎宝宝是不会缺氧的。

✚ 有早产征兆该怎么办

早产多发生在怀孕 28~37 周，也就是怀孕 8~9 个月。早产的发生既有准妈妈方面的原因，也有胎宝宝本身的原因。准妈妈方面的原因有严重贫血、胎膜早破、急性传染病、活动过多、持重物、外伤等。胎宝宝方面的原因有羊水过多、胎盘位置不正常、多胎等。

一旦出现早产征兆，准妈妈应尽量卧床休息；避免性生活；在医生指导下服用安胎药；准妈妈尽量不去公共场所及热闹拥挤的地方，以防细菌感染；饮食清淡，少吃多餐，注意营养均衡，避免吃寒凉、辛辣等刺激性的食物；调整好心情。

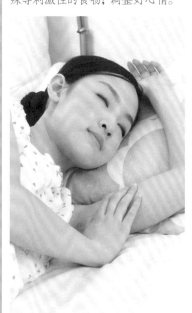

卧床休息是应对早产征兆的好方法，左侧卧位是最佳的睡姿。

生活细节

准备待产包

小宝宝马上就要来了，没有准备待产包的准爸爸准妈妈一定要抓紧时间，火速购置；已经准备了待产包的准爸爸准妈妈也要再次检查一下，以便及时查漏补缺。

在孕晚期准备待产包，由于准妈妈行动不便，就需要准爸爸多辛苦些了，一定要在入院前将待产包准备齐全。准爸爸要将新妈妈和小宝宝的用品按照衣服、洗漱、餐具、证件等分别放置在不同的袋子里，然后再全部放入一个大包，使用时就不需要大范围翻找了。一旦准妈妈有临产征兆，拎包就走，方便快捷。

护腰枕让准妈妈更舒服

到了孕晚期，子宫受到压迫，影响胎宝宝的氧气供给，如果准妈妈采用左侧卧睡姿，可以缓解子宫供血不足的状况，有利于胎宝宝生长发育和准妈妈顺产。准妈妈可以使用护腰枕，它可以托住腹部和腰部，帮助准妈妈采用正确的睡姿，减轻孕期不适感。

起床动作要缓慢

到了孕晚期，为了避免发生早产，任何过猛的动作都是不允许的。准妈妈起床时，如果睡姿是仰卧的，应当先将身体转向一侧，弯曲双腿的同时，转动肩部和臀部，再慢慢移向床边，用双手撑在床上，双腿滑到床下，坐在床沿上，稍坐片刻以后再慢慢起身站立。

禁止性生活

孕晚期，准妈妈腹部明显增大，身体笨重，腰背酸痛，子宫敏感性增加，任何外来刺激或轻度冲击都可能引起子宫收缩。此外，孕晚期胎宝宝发育接近成熟，子宫下降，子宫口逐渐张开，羊水感染的可能性较大，所以不宜进行性生活。

待产包里都有啥	
妈妈用品	衣裤鞋帽、洗漱用品、卫生用品、餐具、巧克力、红糖、哺乳文胸等
宝宝用品	衣物、奶瓶、配方奶粉、纸尿裤、护臀霜等
相关证件资料	医院就医卡、身份证、《孕产妇保健手册》、医保卡、准生证等

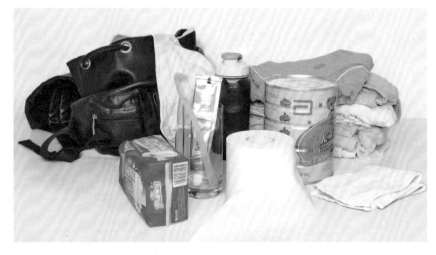

配方奶粉、加长夜用卫生巾和衣物是待产包中不可缺少的物品，能避免需要时手忙脚乱的情形，避免不必要的麻烦。

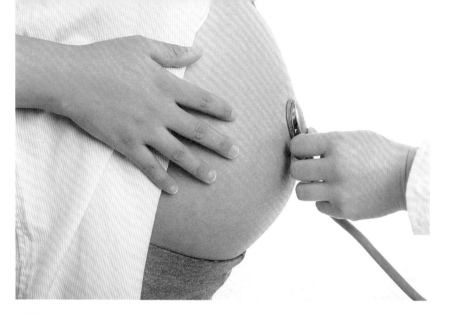

选择分娩医院

选择合适的医院分娩，是准妈妈孕晚期最应该关注的问题，而且还需要实地考察了解分娩的实际情况，住院部的条件和医生、护理人员的水平等。一般考察分娩医院要注意以下几点。

医院的口碑：可以看医院的等级，再听听周围生过宝宝的妈妈的介绍和推荐。如果需要提前住院或剖宫产，也需要了解住院部的条件和收费。

离家远近：离家近而且口碑好的医院应是最佳的选择。

是否提倡自然分娩：医院的自然分娩率、剖宫产率分别是多少，是否提供助产士一对一地照顾，是否可以有亲人陪护等。

是否母婴同室：现在一般提倡母婴同室，虽然宝宝会影响妈妈休息，但是可以充分保证妈妈和宝宝的亲密接触，而且还能指导妈妈哺乳和催乳的方法。

保持乳房清洁

常用温开水清洗乳头，用毛巾将乳头擦洗干净，这样既可保持卫生，又可增加乳头表皮韧性，以便将来哺乳时经得起宝宝的吸吮。如果乳头凹陷，擦洗时可用手轻轻拉出乳头。

多与人交流缓压

孕晚期的准妈妈易心情烦躁，常常为即将到来的分娩感到焦虑，不妨找周围的准妈妈或者有宝宝的妈妈们一起聊聊，询问别的准妈妈是否有同样的感觉，或者问问已经有宝宝的妈妈们是如何度过这段时期的。

其实，几乎所有的准妈妈都经历过孕期焦虑，而几乎所有的焦虑最终都是"无效焦虑"，大多数胎宝宝都是平安、健康地来到这个世界的。

上班族准妈妈该申请产假了

上班族准妈妈要提前跟单位领导商量好休假时间，千万不要不好意思开口。这个时候，没有什么比自己和胎宝宝的身体更重要的，相信单位会理解你的难处，提前帮你安排好工作交接及后续问题。

高龄的上班族准妈妈，更应该及早和单位沟通产假的问题。因为高龄准妈妈属于高危人群，这个时候的准妈妈心脏、肺及其他重要器官必须更辛苦地工作，且对脊椎、关节和肌肉形成沉重的负担。此时，准妈妈应尽可能让身体休息。

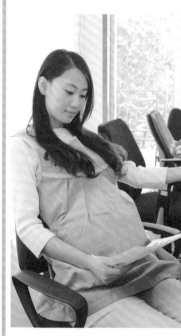

提前申请产假，让单位安排好工作交接，就不用再为工作而分心了。

这样吃最营养

在本月，胎宝宝生长速度达到最高峰，身体对各种营养的需求量都非常大。同时，胎宝宝开始在肝脏和皮下储存糖原及脂肪，因此准妈妈对碳水化合物、优质脂肪、维生素等营养物质的补充要保证充足。

蛋白质保证胎宝宝体重增长

现在准妈妈的基础代谢率增至最高峰，胎宝宝生长速度也增至最高峰，准妈妈应尽量补足因胃容量减小而减少的营养。优质蛋白质的摄入就能很好地补充所需的营养。

供给量：与孕中期相比，准妈妈可适当增加摄取量，每天摄取80~100克蛋白质为最佳。

食物来源：鱼、虾、鸡肉、鸡蛋、牛奶和豆制品都可以提供优质蛋白质。鱼肉含有优质蛋白质，脂肪含量却很低，还含有各种维生素、矿物质和鱼油，有利于胎宝宝的大脑发育和骨骼发育，是孕晚期最佳的蛋白质来源。

优质脂肪促进胎宝宝大脑发育

这段时间是胎宝宝大脑的增殖高峰期，大脑皮层增殖迅速。脂肪中的优质脂肪酸，尤其是亚油酸，可满足胎宝宝大脑发育所需。植物油中含有丰富的亚油酸，如玉米油、葵花子油等，准妈妈可以适当多吃一点。

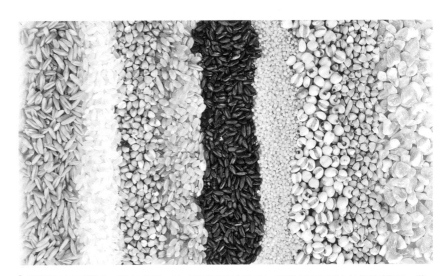

孕期不宜吃薏米，薏米性寒，吃多了易导致流产，但准妈妈可以在分娩前吃一些，有助产的作用。

碳水化合物帮助胎宝宝储存糖原和脂肪

在孕8月，胎宝宝开始在肝脏和皮下储存糖原及脂肪，准妈妈要及时补充足够的碳水化合物。

摄入量：结合准妈妈的体重，碳水化合物每天摄入量应在150克以上。如果本月准妈妈每周体重增加350克，即说明碳水化合物摄入合理，如果不够或超出，则需要适当增加或减少摄入量。

食物来源：谷物类，如大米、小米、小麦、玉米、燕麦等；豆类，如红小豆、绿豆等；根茎类蔬菜，如红薯、芋头等。

饭后不宜马上吃水果

如果饭后立即吃水果，先到达胃的食物会阻碍胃对水果的消化，水果在胃里积滞时间过长会发酵产生气体，容易引起腹胀、腹泻或便秘等症状，对准妈妈和胎宝宝不利。

多吃些利尿、消水肿的食物

本月由于胎宝宝增大，压迫准妈妈的下肢静脉，引起下肢静脉回流受阻，有些准妈妈在这一时期已经开始出现水肿。本月准妈妈可以多吃一些利尿、消水肿的食物。冬瓜、荸荠、鲫鱼、鲤鱼、鸭血都有利尿消肿的功效，经常食用能起到改善妊娠水肿的作用。

食盐量每天3~5克

孕晚期由于身体负担增加、胎宝宝压迫下腔静脉、血液循环不好等原因，准妈妈比前几个月更易出现水肿的情况。最常见的是下肢水肿，严重者可有大腿、腹部甚至全身水肿的情况。食盐中的钠会增加体内水分的潴留，加重水肿的程度。因此，这个时期应适当限盐，以每天3~5克为佳，如有水肿及妊娠高血压综合征，食盐限制在3克之内更为安全。

吃坚果每天不超过30克

坚果多是种子类食品，富含蛋白质、脂肪、矿物质和维生素。多数坚果有益于准妈妈和胎宝宝的身体健康，但因其油性比较大，而孕期尤其是孕晚期准妈妈消化功能相对减弱，过量食用坚果很容易引起消化不良。准妈妈每天食用坚果以不超过30克为宜。

平衡膳食营养 《

孕晚期，胎宝宝的体重增加很快，如果营养不均衡，准妈妈往往会出现贫血、水肿、妊娠糖尿病、妊娠高血压综合征等并发症。要想达到均衡多样的营养，准妈妈就要注意平衡膳食，也要防止营养过剩。如果准妈妈身体是健康的，就没有必要盲目乱补。

准妈妈所吃的食物品种应多样化、荤素搭配、粗细粮搭配、主副食搭配，且这种搭配要恰当。副食品可以选择牛奶、鸡蛋、豆制品、禽肉类、瘦肉类、鱼虾类和蔬果类。少吃高盐、高糖食物，高糖水果也不能多吃。

第一章 孕检到产检，知道越多越安心

第二章 十月怀胎

第三章 分娩

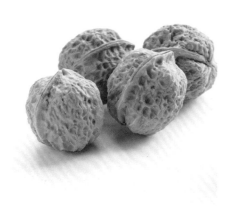
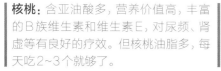

核桃：含亚油酸多，营养价值高，丰富的B族维生素和维生素E，对尿频、肾虚等有良好的疗效。但核桃油脂多，每天吃2~3个就够了。

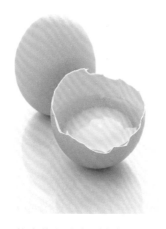

鸡蛋：蛋黄中的卵磷脂、甘油三酯、胆固醇和卵黄素，有健脑益智的作用。但每天吃1~2个就够了，吃多了会消化不良，增加肾脏负担。

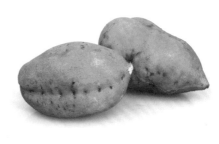

红薯：含有大量的碳水化合物、蛋白质、脂肪和各种维生素及矿物质，能有效地为准妈妈所吸收。红薯所含的膳食纤维，能刺激肠道蠕动，促进排便。

健康食谱推荐

星期	早餐A	早餐B	午餐A	午餐B	晚餐A	晚餐B	加餐
一	豆包 牛奶 凉拌芹菜	小米粥 煮鸡蛋	黑豆饭 什锦烧豆腐 山药羊肉汤	米饭 红烧鲤鱼 老鸭汤	米饭 家常焖鳜鱼 香菇豆腐	紫苋菜粥 香干芹菜 虾仁炒冬瓜	酸奶 麦麸饼干 开心果
二	鲜虾馄饨 煮鸡蛋 苹果	鸡蛋饼 煮鸡蛋 牛奶	鳗鱼饭 凉拌土豆丝 甜椒炒里脊 松仁海带汤	豆腐馅饼 肉末炒芹菜 清炒油麦菜	鸡蛋花粥 香菇油菜 海带排骨汤	荞麦凉面 西红柿蒸蛋 菜心炒牛肉	全麦面包 牛奶 香蕉
三	小米粥 煮鸡蛋 蔬菜沙拉	全麦面包 豆浆 苹果	香椿蛋炒饭 凉拌藕片 鸭肉冬瓜汤	蛋黄紫菜饼 青椒炒肉丝 素火腿 木耳鱼头汤	松仁玉米粥 红烧带鱼 香椿苗拌核桃仁	猪血鱼片粥 家常豆腐 老鸭汤	牛奶 松子 草莓
四	奶香玉米饼 牛奶 香蕉	小米粥 煮鸡蛋 凉拌黄瓜	牛奶馒头 松子爆鸡丁 凉拌土豆丝 蛋花汤	鸡丝面 栗子扒白菜 葱爆酸甜牛肉	西红柿鸡蛋面 海米油菜 清蒸鱼	米饭 醋熘白菜 香菇山药鸡 菠菜橙汁	芝麻糊 榛子 橙子胡萝卜汁
五	烧饼 煮鸡蛋 玉米粥	大米粥 煎鸡蛋 凉拌海蜇	米饭 银耳拌豆芽 冬瓜淮山腰片汤	咸蛋黄炒饭 糖醋莲藕 菠菜鸡煲 紫菜汤	米饭 豆芽炒猪肝 胡萝卜肉丝汤	馒头 干煎带鱼 香菇豆腐 凉拌芹菜	烤馒头片 酸奶 核桃
六	菜包 鸡蛋花粥	葱花饼 松子仁粥 凉拌空心菜	米饭 清炒蚕豆 滑蛋虾仁 鱼头豆腐汤	米饭 蜜汁南瓜 板栗扒白菜 松仁海带汤	豆角肉丁面 芝麻圆白菜 肉末蒸蛋	虾仁粥 花卷 西蓝花烧双菇	核桃 麦麸饼干 酸奶
日	全麦面包 煮鸡蛋 牛奶	小米红枣粥 煎鸡蛋 苹果	米饭 西红柿炒鸡蛋 海带豆腐汤	二米饭（大米、小米） 土豆炖牛肉 清炒豆角 木耳肉丝蛋汤	米饭 海米西葫芦 孜然鱿鱼 宫保素丁	香菇肉末粥 凉拌土豆丝 鲶鱼炖茄子	玉米面发糕 牛奶 开心果

胎教重点

　　到了孕 8 月，胎宝宝的大脑、神经系统和感觉器官的发育已经接近完全成熟了，这时候进行一些知识胎教，对锻炼胎宝宝的思维能力很有益处。

知识胎教怎么做

　　准妈妈可以找个舒服的姿势坐下，面带微笑，心中想象胎宝宝认真学习的样子。在开始之前，准妈妈要把呼吸调整得深沉而平稳，然后把要教的内容在头脑中描绘出来，通过深刻的视觉印象，将卡片上的数字、图形和颜色，通过准妈妈的声音传给胎宝宝。

　　例如，如何教胎宝宝学习正方形？准妈妈凝神注视卡片上的正方形，把这个图形映入大脑，将其视觉化后传递给胎宝宝。准妈妈用手指沿正方形的四条边勾勒出正方形的形状，问问胎宝宝："和卡片上的图形一样的东西在哪儿？"再和胎宝宝一起在屋子里寻找："有了，坐垫、桌子、杯垫……"准妈妈把找到的正方形物件一个个拿在手里，一边讲"这是正方形"，一边用手描这个图形的轮廓，通过这种"三度学习法"进行胎教。

教胎宝宝学拼音

　　实践证明，经过胎教训练的胎宝宝出生后在学习语言、文字等方面，比没受过胎教影响的宝宝要更快更好，而拼音学习就是知识胎教中很好的方法。

　　准妈妈在教拼音时，可以用笔在纸上描摹，一边写一边反复正确地发出这个音。准妈妈要将视觉形状和发音深深地印在脑海里，这样，胎宝宝在准妈妈描摹和发音时就能感受到它的形象，并学着去记忆。

准爸爸教百科知识

　　除了通过图形进行知识胎教外，还可以通过数字、颜色、英语、拼音等的学习进行。比如，准爸爸擅长的百科知识就可以教给胎宝宝。准爸爸和准妈妈外出散步时，看到一些自然界的现象也可以向胎宝宝讲。比如，月亮为什么会变化？为什么花儿有香味？为什么星星有不同的颜色？为什么鱼儿离不开水？这些自然界神奇的现象通通是胎宝宝学习的源泉。

 教胎宝宝认识图形　》

　　在准妈妈孕期的不同阶段，穿插不同内容的胎教，更有利于宝宝的成长学习。从孕 8 月开始，准妈妈可以通过卡片等来增进与胎宝宝的互动。教胎宝宝认识图形，可以间接地奠定胎宝宝的形象思维。准妈妈可以用彩纸制作漂亮的卡片，在上面画上图形，也可以买一些儿童识图卡片。有了这些视觉化的东西，胎宝宝接受起来更容易。

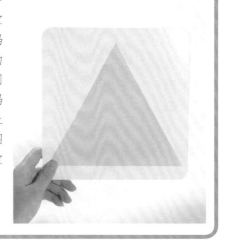

第一章　孕检到产检，知道越多越安心

第二章　十月怀胎

第三章　分娩

孕9月（33~36 周）

本月，准妈妈的肚子比上个月更加膨大，子宫壁和腹壁已经变得很薄，会有更多的光透射进去，帮助胎宝宝建立每天的活动周期。现在的产前检查除了完成前几次检查的常规项目外，医生会建议你开始着手进行分娩前的准备工作。

胎宝宝：胎头入盆了

这时胎宝宝运动起来更加困难，甚至已经不能漂浮在羊水中了。胎宝宝基本上是头朝下的姿势。因为活动范围的限制，胎宝宝的运动明显减少，但运动的力度可是大为增强。胎宝宝已经随时待命准备出生了。

准妈妈：肚子坠坠的

体重增加得让准妈妈害怕。这时要适当减少脂肪的摄入量，以防胎宝宝太胖不容易顺产。胎宝宝逐渐下降入盆，准妈妈会感觉肚子坠坠的，行动变得很艰难。

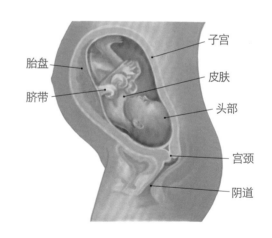

子宫
胎盘
皮肤
脐带
头部
宫颈
阴道

体重管理 《《

已经增重 11~13 千克

发育到孕9月末的时候，胎宝宝大约有45厘米长，2.3千克重了，像一个小西瓜。此时，准妈妈的体重以每周约0.5千克的速度增长，几乎有一半重量长在了胎宝宝身上。本月末，准妈妈已比孕前增重了11~13千克。

准妈妈在补充营养的同时，也要预防营养过剩。平时的食物尽量多样化，多吃一些新鲜蔬菜，避免因营养过剩而增加分娩的困难。

倒计时
离宝宝**出生**还有 **1** 个月

本月大事记

看情况决定是否提前入院

正常情况下不需要这么早入院，如果是高危准妈妈，可根据需要提前入院。

最重要的事

胎位监测

观察胎位是否正常，如胎位不正要及时矫正。

心电图检查

排除心脏疾病，确认准妈妈是否能承受分娩压力。

警惕胎膜早破

未到临产期而从阴道流出无色无味的液体，应该及时就医。

孕10月　孕1月
孕9月　孕2月
孕8月　孕3月
孕7月　孕4月
孕6月　孕5月

胎心监护

判断胎宝宝有无缺氧，胎心率正常值为 120~160 次 / 分钟。

尿常规检查

正常情况下，尿蛋白、糖及酮体均为阴性。

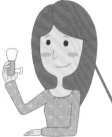

B 超检查

明确羊水量的多少和胎盘的功能。

孕期好心情调适

　　做好分娩的准备有助于准妈妈缓解产前的紧张情绪，这些准备包括健康检查、心理准备和物质准备。如果准妈妈了解到家人和医生为自己做了大量的工作，并且将意外情况也考虑进去，就会感觉放心很多。

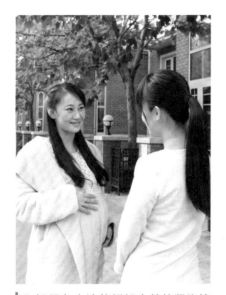

和好朋友交流能缓解产前的紧张情绪，如果见面不方便，也可以打电话。

自律训练，消除紧张情绪

　　1.训练前，先用温水浴让自己紧张的身体松弛下来，换上宽松舒适的衣服。

　　2.坐在椅子上，或是平躺在床上，闭上眼睛，全身放松，全身处于松弛状态，把气吸入腹部，再呼出，反复2~3次。

　　3.心中默念"内心平静、双臂沉重"和"双脚温暖、内心平静"各两遍，体会手脚温暖的感觉。

　　4.双臂前移，移动手指，将胳膊肘弯曲后再伸展，然后伸个懒腰，平复心情。

听轻松欢快的音乐

　　在感到情绪焦躁不安的时候，不妨采取一种你觉得舒适的姿势，静静听一些轻松欢快的音乐，让自己的情感充分融入到音乐的美好意境中去。想象一些美好的事物，比如宝宝出生后的样子，和宝宝一起玩耍的情景等。

自我调节，做快乐的准妈妈

　　自创好心情。遇到不如意的事，不要自怨自艾、怨天尤人，应该以开朗明快的心情面对问题，对家人要心存宽容和体谅，协调好家庭关系。

　　试着坚持。告诉自己，那么长一段时间都坚持下来了，还在乎剩下的这么点时间吗？走出去，与其他准妈妈多交流，或者看一些书，让心情沉静下来。

　　学会倾诉。倾诉本身就是一种减压方式，无论你说的问题能不能解决，说出来就能让心情逐渐开朗。

需要准爸爸更多的爱

　　准爸爸要尽一切可能多关心准妈妈，避免在言语和行为上刺激准妈妈，多陪准妈妈谈心，多想办法逗准妈妈开心，让准妈妈保持愉快的心情和稳定的情绪。不要有重男轻女等传统思想，特别是不要在准妈妈面前表露出来。无论生男生女，都是你们最爱的宝贝。

　　临近预产期，最好有家人能在家里陪伴准妈妈，以便及时应对各种可能的状况。尽管有时候并没有做很多事，但这一举动对准妈妈来说，无疑是最有安全感和依托感的，对准妈妈的紧张情绪会有很好的抚慰作用。

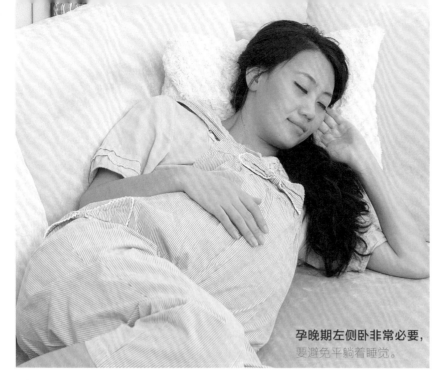

孕晚期左侧卧非常必要， 要避免平躺着睡觉。

为什么平躺时胎动很厉害

　　平躺会造成胎宝宝缺氧，自然胎动就会很厉害，准妈妈应该采取左侧卧的睡姿，尤其是孕晚期的时候。另外，准妈妈一定要坚持自测胎动，千万不要觉得这没有什么大不了。如果感觉胎宝宝的动静过于频繁或过于安静，最好还是在就近的医院做个胎心监护比较保险。

本月最常见的问题

总感觉腹胀怎么办

　　如果感觉腹胀，那是身体在提醒准妈妈该休息了。无论是否为正常的生理性腹胀，准妈妈首先要做的就是要休息一下，能平躺下自然是最好的，如果是在外，也可以坐在椅子上安静地休息。

　　很多准妈妈也会在早上醒来时感觉腹胀，这是因为刚醒来容易感觉到的缘故，或者可能是对将要开始的一天感到紧张。这时，准妈妈不要着急起床，稍微休息一下，感觉好点后再起床。

　　如果准妈妈休息了1小时后，腹胀依然得不到缓解，则有可能是因某种病症刺激了子宫造成的，此时就应该去医院进行检查。

该什么时候停止工作

　　如果准妈妈工作环境安静清洁，危险性小，或是在办公室工作，同时身体状况良好，那么可以在预产期的前1周或前2周回家等待宝宝出生。

　　如果准妈妈的工作是长期使用电脑，或经常待在工厂或是暗室等阴暗嘈杂的环境中，那么就应在怀孕期间调动工作或选择暂时离开待在家中。

　　如果准妈妈的工作是饭店服务人员、销售人员，或每天的工作至少有4小时以上在行走，建议在预产期的前2周半就离开工作岗位回到家中待产。

　　如果准妈妈的工作运动性相当大，建议提前1个月开始休产假。

✚ 羊水过少怎么办 《

　　羊水过少是指羊水量明显缺乏，低于正常水平。在孕早期、孕中期羊水含量较为稳定，孕晚期个体差异很大，羊水多少也因人而异。但是如果妊娠足月时羊水量少于300毫升则为羊水过少。若羊水过少，要做一个详细的B超检查，如发现胎宝宝发育没有异常，可加强监护，适时终止妊娠，伴有胎心率异常的选择剖宫产。

　　同时还要警惕羊水过多，羊水超过2000毫升为过多，准妈妈会有明显压迫感，心悸、气喘、无法平卧，甚至呼吸困难，羊水过多极易发生早产、胎膜破裂、胎盘早剥和脐带脱垂等危险，此时应立即到医院进行B超检查。

生活细节

视情况使用托腹带

如果准妈妈腹部肌肉比较结实，可以不使用托腹带。

如果准妈妈腹壁肌肉较松，胎宝宝又发育得比较大，最好使用托腹带。因为在这种情况下，准妈妈很容易出现腹部悬垂，对胎宝宝入盆有影响。使用腹带后，腹带的托力可以帮助腹部分担压力。

坚持数胎动

即使到了孕晚期，准妈妈也应坚持数胎动。胎动每12小时在30次左右为正常，如果胎动过少（少于20次预示可能缺氧，少于10次有生命危险），则应及时去医院就诊。

每天都要洗澡

这个时期，由于内分泌的改变，新陈代谢逐渐增强，汗腺及皮脂腺分泌也会随之旺盛，准妈妈比常人更需要沐浴。要尽可能每天洗澡以保持皮肤清洁，预防皮肤、尿路感染，以免影响胎宝宝健康。淋浴或只擦擦身体也可以，特别要注意保持外阴部的清洁。头发也要整理好。洗澡时要注意水温的调节，以38℃左右为宜。

调节对分娩的恐惧心理

准妈妈在产前过于恐惧，会使身体产生过多应激激素，这样一来，疼痛就会增加，产程也会拖更久，对分娩会有不利影响，甚至造成难产。焦虑、恐惧等不良情绪均可造成准妈妈大脑皮质功能紊乱，使得子宫收缩不协调、宫口不开、产程延长等。因此，准妈妈必须保持良好的情绪，为分娩做好充分的心理准备。

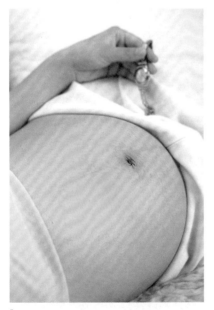

早、中、晚各测1小时胎动， 胎动总数乘以4，应大于或等于30次。

调节恐惧心理的方法 《《

» 听音乐小睡一会儿。

» 给好朋友打个电话，或和好朋友见面聊天。

» 读一本有趣的小说或漫画书。

» 洗个热水澡或用温水泡脚。

» 按照食谱做一道自己喜欢的美食。

» 整理一下买的宝宝衣服和其他用品。

» 给未来的宝宝画一张像。

» 继续写怀孕日记。

» 练习深呼吸。

» 练习一些有助于分娩的健康运动，如上下楼梯、散步等。

» 适当去户外散散步，鸟语花香的环境能消除紧张情绪。

» 穿上自己喜欢的漂亮衣服，心情也会变好。

» 心情不好时可以适度发泄一下，不要一直憋着。

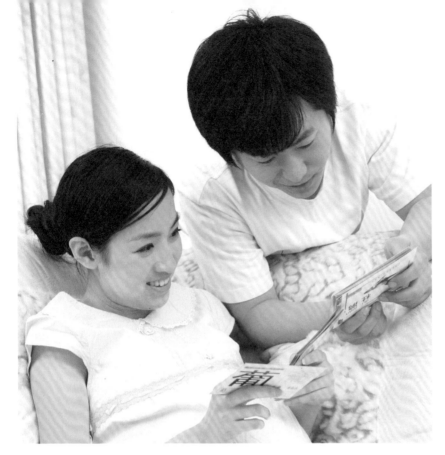

视情况决定是否提早入院

临产时身在医院，是最保险的办法。高危准妈妈从安全角度考虑可提早入院，但是正常准妈妈过早入院也不一定就好。

首先，医疗资源的配备是有限的，每个准妈妈都提前入院是不现实的，而且医院也不可能像家中那样舒适、安静和方便。

其次，准妈妈入院后较长时间不临产，会有一种紧迫感，尤其看到后入院者已经分娩，对自己也是一种刺激。再者，产科病房内的每一件事都可能影响准妈妈的情绪，这种影响有时候并不十分有利。

不宜久站或久坐

孕晚期，准妈妈腹部膨大，站立时，腹部向前突出，身体的重心随之前移，为保持身体平衡，准妈妈上身会习惯性后仰，使背部肌肉紧张，长时间站立可使背部肌肉负担过重，引发腰背疼痛，所以准妈妈不宜久站，感觉累了就及时坐下休息，有条件的话还可以躺着休息一会儿。

久站对准妈妈不利，同样，久坐对准妈妈的健康也不利。准妈妈孕晚期宜劳逸结合，以身体舒适度为主，适当活动，累了就休息；休息久了，就起来活动活动。

不要自行在家矫正胎位

自行矫正胎位，这是万万不可的。虽说采取膝胸卧位法慢慢调转胎位，对胎宝宝没有什么影响。但如果有脐带绕颈的情况，调转胎位会有些不利，可能会使脐带绕颈圈数增加或脐带拉紧，影响胎宝宝供血。因此，如果这个时期胎位还是不正，不要自行矫正，应在医生指导下进行。

✚ 准妈妈警惕心理性难产

不少年轻准妈妈产力不错，胎位、产道正常，胎宝宝大小也适中，却因心理压力过大导致难产，这些难产的产妇以80后、90后出生的独生女居多。

尽管助产设备、医生的水平都比以前提高，可准妈妈却因为怕疼而非常紧张。更有许多80后、90后准妈妈，整天叨念着生孩子多么痛，最后甚至担心得睡不着觉。如果有这种情况，可以多与有经验的亲友交流，多听听她们真实的经历，可减轻压力。

准妈妈要知道，分娩是育龄女性一个正常的生理过程，只要身体健康、胎宝宝一切正常，分娩一般都会很顺利，就算是自然分娩的疼痛感稍大一些，但也是完全可以承受的。

这样吃最营养

　　这个月胎宝宝已经相当成熟，准妈妈要开始为分娩做准备了。在营养的摄入上，准妈妈要根据自己的身体情况做有针对性的调节。需要强调的是，胎宝宝在最后2个月能够在体内储存一半的钙，准妈妈可适当补充一些。

补钙，加速胎宝宝骨骼和牙齿钙化

　　怀孕全过程皆需补钙，但孕晚期钙的需求量显著增加，如果是双胞胎或多胞胎，需求量会更多。一方面准妈妈自身钙的储备增加，有利于防止妊娠高血压综合征的发生；另一方面胎宝宝的牙齿、骨骼钙化加速，而且胎宝宝自身也要储存一部分钙以供出生之后用，所以孕晚期钙的补充尤为重要。

　　摄入量：此时准妈妈每天需要摄入1500毫克的钙，每天2杯牛奶已不能满足所需，准妈妈需要再吃些豆腐或虾。另外，准妈妈是否需要补充钙剂要听医生的建议，不可自行补充。

　　食物来源：含钙丰富的食物种类不少，其中以牛奶及乳制品为最佳。各种海产品，如虾米、虾皮、海带、紫菜等，以及木耳、大豆及豆制品、芝麻酱等含钙量也较高。绿叶蔬菜，如白菜、油菜等，也是日常膳食中钙的来源。

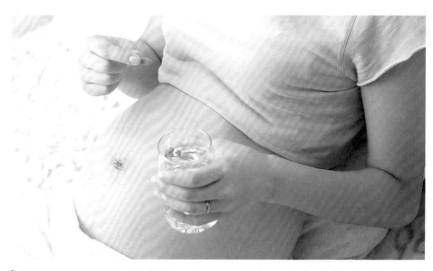

每天需要的钙量分2~3次服用，每次尽量不超过500毫克，这样才能使钙的吸收效果更好，但是否需要服用补钙剂一定要听医生的意见。

补铜，防止胎膜早破

　　为了减少胎膜早破的危险，还应增加铜的摄入量。铜元素水平低极易导致胎膜变薄，弹性和韧性降低，从而导致胎膜早破。由于铜在人体内不能存储，所以要每天摄取。

　　食物来源：人体内的铜往往以食物摄入为主。含铜量高的食物有动物肝脏、豆类、海产类、蔬菜、水果等。

补铁，为分娩做准备

　　这时候胎宝宝肝脏除了造血外，还以每天5毫克的速度储存铁，直到存储量达到240毫克。此时铁摄入不足，宝宝出生后易患缺铁性贫血。准妈妈在分娩时会失去一部分血，产后也会因缺铁而贫血，一旦发生产后出血，不利于身体的恢复。所以，在孕晚期一定要注重铁元素的摄入，应多吃些动物血、动物肝脏、肉类、海带、蛋黄、紫菜等。

多吃鱼，防早产

鱼被称为"最佳防早产食物"。研究发现，准妈妈吃鱼越多，怀孕足月的可能性越大，出生时的婴儿也会较一般婴儿更健康、更精神。准妈妈每周吃1次鱼，早产的可能性仅为1.9%，而从不吃鱼的准妈妈早产的可能性为7.1%。

鱼之所以对准妈妈有益，是因为它富含一种脂肪酸，有防止早产的功效，也能有效增加婴儿出生时的体重。而且鱼肉易消化吸收，还能缓解孕期抑郁。

吃健康零食调节情绪

吃零食能够缓解紧张情绪，消减内心冲突。在吃零食时，会通过视觉、味觉以及手的触觉等，将一种美好松弛的感受传递到大脑中枢，有利于减轻内心的焦虑和紧张。临近分娩，准妈妈难免会感到紧张甚至恐惧，可以试着通过吃坚果、饼干等零食来缓解压力。

但是，准妈妈也不可毫无顾忌地猛吃零食，这样反而会影响正餐的摄入，给胎宝宝的发育带来不利影响。准妈妈可以将零食作为加餐或者心情不好时适量吃一点。

天天喝浓汤，很没必要

孕晚期不宜天天喝浓汤，即脂肪含量很高的汤，如猪蹄汤、鸡汤等，因为过多的高脂食物不仅让准妈妈身体发胖，也会导致胎宝宝过大，给顺利分娩造成困难。

比较适宜的汤是富含蛋白质、维生素、钙、磷、铁、锌等营养素的清汤，如瘦肉汤、蔬菜汤、蛋花汤、鲜鱼汤等。而且要保证汤和肉一块吃，这样才能真正摄取到营养。

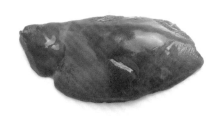

动物肝脏：除了能补铁补血，还能提高免疫力，并有抗氧化、防衰老的功效。除含铁外，还含有丰富的维生素A，有助于消除眼睛不适的症状，但每次的食用量不宜超过50克。

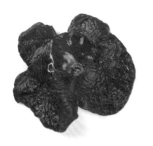

木耳：木耳中的胶质能吸附消化道的杂质和毒素，有淡化黑色素、祛斑的作用。同时木耳中含有大量的铁，能养血驻颜，令准妈妈肌肤红润、容光焕发，并可防治缺铁性贫血。

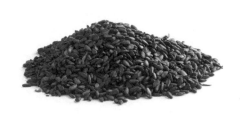

芝麻：含有丰富的维生素E、脂肪、蛋白质等，并具有滋润皮肤的作用，常吃可使皮肤保持柔嫩。芝麻还有滑肠的作用，很适合习惯性便秘的准妈妈食用。

健康食谱推荐

星期	早餐A	早餐B	午餐A	午餐B	晚餐A	晚餐B	加餐
一	芝麻松饼 牛奶 凉拌紫甘蓝	牛奶馒头 小米粥 煎鸡蛋	米饭 凉拌土豆丝 洋葱炒鱿鱼 豆腐蘑菇汤	咸蛋黄炒饭 海米炒黄瓜 土豆炖牛肉 蛋花汤	米饭 油烹茄条 家常豆腐	西红柿鸡蛋面 香菇油菜 清蒸鱼	牛奶 板栗 猕猴桃
二	玉米粥 煮鸡蛋 香芹拌豆角	牛肉粥 芝麻拌菠菜	黑豆饭 什锦烧豆腐 冬瓜海带排骨汤	鸡丝面 凉拌空心菜 葱爆酸甜牛肉	牛肉粥 花卷	米饭 菠菜鸡煲 鸡蛋玉米羹	烤馒头片 红豆西米露 牛奶
三	芝麻糊 煮鸡蛋 生菜沙拉	花卷 煮鸡蛋 清蒸茄丝	扁豆焖面 虾仁豆腐 红烧带鱼	烙饼 木耳炒黄花 海带排骨汤	米饭 炒红薯泥 香椿苗拌核桃仁	五谷饭 清蒸鲈鱼 花生红薯汤	全麦饼干 牛奶 开心果
四	肉末粥 奶香玉米饼	肉包 煮鸡蛋 豆浆	米饭 凉拌藕片 清蒸鱼 紫菜汤	米饭 肉末炒芹菜 香菇炖鸡	牛肉饼 香干芹菜 猪肝胡萝卜粥	米饭 清蒸鲈鱼 花生红薯汤	松子 荸荠红糖饮
五	红薯粥 煮鸡蛋 苹果	全麦面包 煮鸡蛋 牛奶	虾肉水饺 油烹茄条 百合汤	米饭 苦瓜煎蛋 鲫鱼汤	红薯甜煎饼 西芹炒百合 胡萝卜肉丝汤	馒头 西红柿炖牛腩 凉拌芹菜叶	三明治 牛奶 鲜橙汁
六	面包 豆浆 香蕉	菜包 五谷豆浆 苹果	南瓜饼 香菇山药鸡 蛋花汤	米饭 清蒸排骨 糖醋莲藕	牛肉焗饭 凉拌海蜇皮 鱼头豆腐汤	玉米面发糕 香菇肉粥 盐水鸡肝	酸奶 核桃 橙子
日	鸡蛋饼 牛奶 凉拌土豆丝	小米红枣粥 煮鸡蛋 苹果	米饭 素什锦 西芹炒百合	红枣鸡丝糯米饭 虾皮紫菜汤	米饭 芝麻拌菠菜 土豆炖牛腩	猪肝瘦肉粥 西蓝花烧双菇 莲藕橙汁	牛奶 松子 猕猴桃汁

胎教重点

胎宝宝在准妈妈的肚子里，早就有了很强的学习能力，因此准爸爸准妈妈可以多教给宝宝知识了。孕晚期的准妈妈容易有焦躁不安的情绪，别忘了心情愉快就是最好的胎教。

讲讲美丽的大自然

大自然能陶冶人的情操，调节人的情绪，准妈妈要经常到大自然中走走，体会它带给你的美丽。清晨，准妈妈可以到公园中散散步，并将你看到的景色一一讲述给腹中的胎宝宝听。

"宝宝你看，小草上沾满了露水，太阳照在露水上，晶莹剔透，像一颗颗闪亮的珍珠，美丽极了。"

"远处有一片片的小花，红的、蓝的、紫的……五颜六色，像一个个可爱的孩子，绽放出甜美的笑脸，在迎接这新一天的开始。"

把你看到的大自然中一切美丽的景色讲给胎宝宝听，他也会爱上这个多彩的世界，并想着赶快出来看一看呢！

给胎宝宝念怀孕日记

准妈妈在孕期所记的怀孕日记，现在就可以拿出来念给胎宝宝听了，让他知道自己是怎么一点点长大的，让他知道爸爸妈妈对他的期盼。这些，胎宝宝都会很爱听，也会积极地回应你。

熟悉爸爸妈妈的声音

准妈妈和准爸爸要多和胎宝宝聊天，或者多讲些小故事，让胎宝宝更熟悉你们的声音，使胎宝宝获得更多的安全感。一首浅显的诗歌、一则温馨的小童话、一支欢快明朗的童谣，都是很好的胎教素材，更重要的是，准妈妈和准爸爸要经常和胎宝宝交流。

孕晚期的胎宝宝更喜欢有韵律的声音刺激，这时候，准妈妈和准爸爸可以随时给胎宝宝读一些节奏抑扬顿挫的文学作品，让他感受这些文学作品的文风之美。

 用拼音卡片教拼音

学习拼音可以从最简单的声母、韵母开始。

准妈妈将注意力集中在卡片上，然后准确地发音读"a、o"，一边用手指临摹它们的形状，一边将它们深深印在脑海里，通过映像传递给胎宝宝。

然后告诉胎宝宝"ao"在一起读音就变成"奥"，"a-o-ao"，这样反复读几遍，然后给胎宝宝列举一些字，比如"好、老、逃……"都是含有"ao"音的，这样可以让胎宝宝更好地理解。

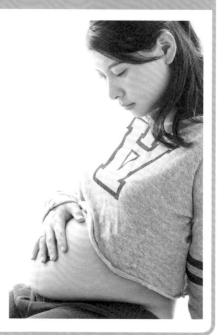

孕 *10* 月（37~40 周）

终于临近分娩时刻了，终于就要见到这个在肚子里陪伴自己的小家伙了，准妈妈心里一定既紧张又高兴。此时把自己的心情调整好，然后密切关注身体的变化，有临产征兆时镇定地听从医生的安排就能顺利分娩。

胎宝宝：随时都会出生

现在的胎宝宝已经足月，已经具备了很多种反射能力，完全可以适应子宫外的生活了。胎宝宝在这个月哪一个时刻出生都正常。

准妈妈：痛并幸福着

准妈妈的体重已经达到高峰，现在做什么事都感到很费力。带着如此大的肚子睡觉会让你睡不安稳，而且腹部皮肤因为拉得太紧有些瘙痒，腿也很麻木。但是，别担心，马上就要结束这段历程了。

体重管理 《

增重 12~15 千克相对安全和健康

胎宝宝现在已经足月，身长约50厘米，体重约3.2千克，有2个哈密瓜那么重了。怀孕 10 个月，每个准妈妈的增重各不相同。一般来说，整个孕期增重 12~15 千克对于准妈妈和胎宝宝是个相对安全和健康的数字。如果准妈妈在怀孕前体重过轻，一般会比正常的准妈妈有更多的体重增长。

这个月的准妈妈即使胃口很好，也不能吃太多，避免给分娩增加困难。在保证营养摄取均衡充足的前提下，尽量选择一些容易消化的流质、半流质食物。

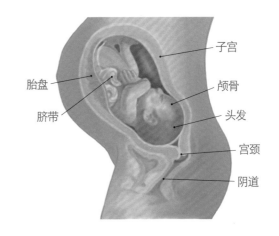

子宫
胎盘
脐带
颅骨
头发
宫颈
阴道

倒计时
宝宝就要**出生**了

本月大事记

最重要的事

胎盘成熟度检查

胎盘成熟度的级别是 0~3 级，3 级表示胎盘成熟。

不要忽视过期妊娠

孕期超过 42 周就要及时就医。在医生的建议下进行催产。

内诊检查

了解准妈妈子宫颈口是否如期扩张，客观反映分娩是否正常进行。

剖宫产前不能吃东西

手术前一天晚餐要清淡，午夜 12 点以后不要吃东西。

宫缩、见红和破水都是临产征兆

宫缩、见红和破水都是临产的征兆，一旦出现，就要做好待产准备。

胎位不正提前 2 周住院

提前住院，在医生的帮助下矫正胎位，决定最终的分娩方式。

分辨真假临产

准确判断是否真的临产了，避免不必要的紧张慌乱。

孕 10 月　孕 1 月　孕 2 月　孕 3 月　孕 4 月　孕 5 月　孕 6 月　孕 7 月　孕 8 月　孕 9 月

孕期好心情调适

　　准妈妈要知道，自然分娩是女性的一个正常生理过程，身体健康的准妈妈是完全可以承受的。避免因为对分娩的恐惧造成心理性难产，在分娩过程中努力配合医生。

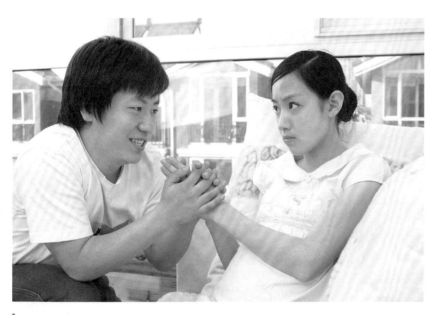

准爸爸鼓励准妈妈在孕期良好表现，赞美母爱的伟大，表达对准妈妈的感激之情，会让准妈妈心情愉悦，对自己也更有自信。

准爸爸"三招"缓解准妈妈恐惧

　　1.鼓励与赞美。鼓励准妈妈表现出色，表现出对她能顺利分娩的信心，要一再表达对准妈妈的关爱和感激之情。

　　2.按摩让准妈妈更放松。通过对准妈妈肩部、背部、腿部和脚部等身体部位的按摩，让准妈妈在身体和心理上都达到放松舒适的状态。

　　3.营造轻松气氛。准爸爸可以和准妈妈一起畅想即将诞生的宝宝的模样，调侃宝宝会像彼此的缺点，会如何调皮，如何可爱等，努力营造轻松的气氛。

自我暗示缓解心理压力

　　在分娩前一段时间多进行自我暗示练习，告诉自己痛苦是为了让宝宝更健康、更聪明。因为产痛能使准妈妈脑中产生脑啡肽，这种物质对胎宝宝智力发育很有益处。这样的自我暗示也会减少准妈妈对分娩的恐惧心理。

远离那些夸张的分娩信息

　　孕期在学习孕产知识时，尽量避免看那些过于夸张的分娩画面和节目，尽量避免点击具有明显"噱头"形式的分娩视频；也请告诉周围的亲朋好友，不要讲那些负面的消息和故事。其实，分娩是每个女性天生就具有的能力，是女性成长过程中一件很自然的事，身体的本能会带领准妈妈度过这段时期。

待产时放松心情

　　准妈妈过于紧张或恐惧，会引起大脑皮层失调，往往使子宫不协调，子宫颈口不易扩张，产程也会延长，增加分娩的困难。

　　准妈妈精神轻松，子宫肌肉收缩规律协调，宫口就容易开大，使产程进展顺利。

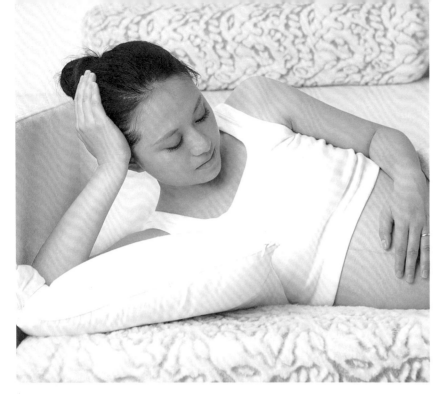

➕ **破水了怎么办** 《《

　　破水是指羊膜破裂羊水流出的现象。正常情况下，破水的出现意味着子宫口已开，胎宝宝已进入产道。不过，孕晚期准妈妈阴道常会流出少量的水，这种情况往往不一定是破水，如不放心，可以到医院检查一下。

　　典型的分娩破水像流水一样，活动以后流量更多，准妈妈感觉明显。这个时候应该立即去医院。对于胎头已经入盆或浅入盆的准妈妈可以坐私家车或打车到医院。而对于胎头未入盆的准妈妈就要尽量平躺着，抬高臀部，必要时可叫救护车。

本月最常见的问题

体型较小的准妈妈就会难产吗

　　分娩与骨盆大小有很大的关系，骨盆小容易使分娩出现困难，造成难产。有些个子矮小的准妈妈担心难产，这种认识是不全面的。

　　顺产的主要因素包括产力、产道和胎宝宝状况。有的产妇虽然骨盆小，但胎宝宝大小适合，且子宫收缩力强，在医护人员的帮助下，也能顺利分娩。而有的准妈妈虽然骨盆大小正常，胎宝宝大小中等，但却因临产前休息不好，产力不足，产程时间长，准妈妈无力而发生难产。由此可见，准妈妈个子小，骨盆并不一定就小，也不一定就会难产。

耻骨痛是怎么回事

　　孕晚期，尤其临近分娩，准妈妈常会感到耻骨痛，有的准妈妈甚至走路都费力。这是因为孕激素分泌，骨盆关节的韧带松弛，使耻骨联合之间的缝隙变宽，以便胎头通过造成的，属于正常现象。遇到这种情况，就要少活动，可以做一些下肢放松的运动或游泳，站立时要双脚一起着地，不要单足直立。这种疼痛多数会随着分娩后妈妈身体的恢复而消失。

　　如果准妈妈孕晚期耻骨疼痛难忍，坐、立或卧床都感到困难，走路都迈不开腿，则属于异常情况，应早到医院进行检查，以查明原因。

怎样预防胎膜早破

　　如果在子宫没有出现规律性收缩以前就发生了胎膜破裂、羊水流出，也就是说胎膜在临产前破裂了，这种情况被称为胎膜早破。

　　准妈妈应坚持定期做产前检查，有特殊情况随时去做检查；不要进行剧烈活动，不宜过于劳累；每天保持心情愉快；适当地散步；不宜走长路或跑步，走路要当心以免摔倒；切勿提重东西以及长时间路途颠簸；禁止孕晚期性生活；注意个人卫生，预防和治疗阴道炎症；对羊水过多、多胎妊娠、胎位不正等胎膜早破高危的准妈妈更要特别关注。

生活细节

胎位不正提前2周去医院

正常情况下，胎宝宝在准妈妈腹中是"头朝下，屁股朝上"的，但有3%~4%的胎宝宝是"头朝上，屁股朝下"，这就属胎位不正中的臀位。这种情况在胎位不正中较多见，但危害不是最严重的，更严重的是胎宝宝横在妈妈子宫里。这些情况易造成难产，需要比预产期提早2周左右住院，在医生帮助下进行纠正，或以阴道助产，或以剖宫产结束妊娠。

起床动作要缓慢

为避免发生意外早产，任何过猛的动作都是不允许的。准妈妈起床时，如果睡姿是仰卧的，应当先将身体转向一侧，弯曲双腿的同时，转动肩部和臀部，再慢慢移向床边，用双手撑在床上，双腿滑到床下，坐在床沿上，稍坐片刻以后再慢慢起身站立。

避免长时间仰卧

准妈妈如果长时间仰卧，子宫会直接压向脊椎，使脊椎两旁的大血管受压，尤其是下腔静脉受压，造成静脉中的血液不能顺畅流回心脏，这就使心脏向全身输出的血量减少，出现一系列血压下降的症状，严重时不仅会造成准妈妈休克，还会导致子宫缺氧，出现胎心率增快、减慢或不规律现象，甚至危及胎宝宝生命。因此，如果准妈妈在仰卧时出现头晕，要立刻转成侧卧姿势。

分辨真假临产

正常情况下，准妈妈经常可有自觉轻微腰酸，并伴有不规则腹坠，其特点是持续时间较短，往往少于半分钟，程度不重而且不逐渐加强，这些症状多在夜间出现，清晨消失，不伴有子宫颈管长度的改变，也不伴有子宫口的扩张，常被称为假临产。

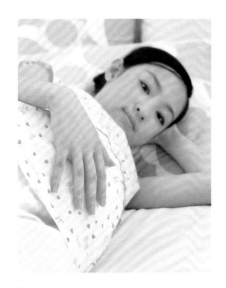

左侧卧姿势能缓解仰卧时的头晕，避免下腔静脉受压影响胎宝宝安全。

真临产	假临产
宫缩有规律，每5分钟一次	宫缩无规律，每3分钟、5分钟或10分钟一次
宫缩逐渐增强	宫缩强度不随时间而增强
当行走或休息时，宫缩不缓和	宫缩随活动或体位的改变而减轻
宫缩伴有见红	宫缩通常不伴有黏液增多或见红
宫颈口逐渐扩张	宫颈口无明显改变

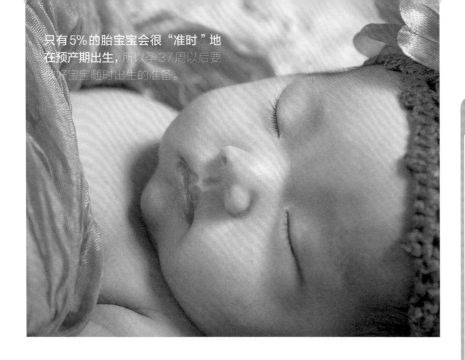

只有5%的胎宝宝会很"准时"地在预产期出生，所以孕37周以后要做好宝宝随时出生的准备。

✚ 不要忽视过期妊娠

孕期达到或超过42周称为过期妊娠。过期妊娠对胎宝宝的影响主要表现为逐渐加重的慢性缺氧及营养障碍，千万不可忽视，准妈妈要注意以下几点：

1.及时住院。明确胎宝宝是否有缺氧、巨大儿及羊水过少情况，并进行胎心监护。

2.做好胎动检测。胎动过频或过少都表明胎宝宝缺氧，应及时就医。

3.时刻观察有无宫缩、见红及破水等临产征兆。

4.适时终止妊娠。对于宫颈成熟度好、无产科合并症和并发症的准妈妈，可以用人工破膜、催产素引产；对于有胎宝宝缺氧、胎宝宝生长受限、羊水过少、巨大儿或其他产科合并症和并发症的准妈妈，可以进行剖宫产，终止妊娠。

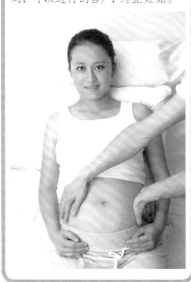

提前考虑是否需要留存脐带血

现在去医院做产检时，总看到有很多留存脐带血的宣传。脐带血是指新生儿出生10分钟内遗留在脐带和胎盘中的血液，因为有大量的人类成体干细胞，具有再生为各种组织器官的潜能，对治疗白血病、再生障碍性贫血等有重大作用，以后可能受益于供血的宝宝及他的同胞、父母、祖父母和其他家族成员等。

一般家庭是否有必要留存脐带血，可根据自己家庭的需要和经济条件而定。大多有必要留存的家庭是：有血友病或其他恶性肿瘤、镰状细胞贫血、血友病家族史以及其他可能需要骨髓移植的疾病家庭史的。目前脐带血的储存期限只有15年，费用在数千元至上万元不等。

只有5%的宝宝在预产期出生

怀孕以后，在医生的指导下，准妈妈大多早已推算出了自己的预产期。然而，只有5%的胎宝宝能很听话地在预产期出生。

其实，这并不奇怪，医生根据末次月经用公式计算的预产期只是一个大概日期，而末次月经与真正怀孕时间上最多可有2周的误差，况且准妈妈的月经周期不一定是非常准确的28天，排卵日可能提前或推后；另外，每个准妈妈的体质不同，胎宝宝的发育成熟度也不同，所以大多数情况下，宝宝会在预产期前后2周内出生，这都是正常的。

这样吃最营养

最后1个月，由于胎宝宝生长更快，胎宝宝体内需要贮存的营养素也会增多，准妈妈需要的营养也达到了最高峰。为此，准妈妈的膳食应多样化，尽力扩大营养素的来源，保证营养素和热量的供给。

碳水化合物为分娩储备能量

摄入量：分娩是体力活，因此饮食中含碳水化合物的食物少不了。临产准妈妈的饮食中必须富含碳水化合物，建议每天摄入量为0.5千克左右，准妈妈三餐中都要吃米饭、面条等主食，再加一碗粥品，就能满足体内所需。

食物来源：准妈妈可以多吃一些粥、面汤等易消化的食物，还要注意粗细粮搭配，防止便秘。

另外，准妈妈摄取的谷类食物中所含的维生素可以促进准妈妈产后的乳汁分泌，有助于提高新生儿对外界的适应能力。

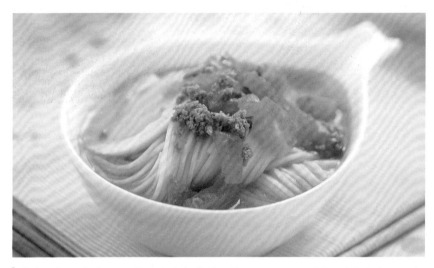

肉末面条不油腻，既能补充丰富的营养和能量，而且易于消化，准妈妈如果不想吃油腻的肉食，这碗面条就很适合。

维生素K预防产后出血

维生素K是影响骨骼和肾脏组织形成的必要物质，参与一些凝血因子的合成，有防止出血的作用，因此有"止血功臣"的美称。

如果准妈妈维生素K吸收不足，血液中凝血酶原减少，易引起凝血障碍，发生出血症。准妈妈体内凝血酶低下，生产时出血较多，胎宝宝也容易发生出血问题。因此，准妈妈应注意摄取富含维生素K的食物，以预防产后新生宝宝因维生素K缺乏而引起的颅内、消化道出血等。

摄入量：建议准妈妈每天摄入14毫克维生素K为宜，每天至少食用3份蔬菜可摄取足够的维生素K。

食物来源：富含维生素K的食物有蛋黄、奶酪、海藻、莲藕、菠菜、白菜、花菜、莴苣、豌豆、大豆油等。

补锌促进分娩顺利进行

充足的锌能促进子宫收缩，帮助把胎宝宝推出子宫腔，还能减少产后出血过多及并发其他妇科病的可能。孕晚期应保持每天补充锌16.5毫克，以满足胎宝宝的生长发育需要。含锌丰富的食物有牛肉、羊肉、鱼、蛤蜊等。

产前饮食要清淡

对于即将临产的准妈妈来说，要选用对分娩有利的食物和烹饪方法。产前准妈妈的饮食在保证营养全面均衡的前提下，还要保证温、热、淡，这样可调养身体，帮助顺产。所以，准妈妈从现在起饮食要坚持清淡为主，对分娩很有好处。

少食多餐才健康

进入怀孕的最后 1 个月了，准妈妈最好坚持少吃多餐的饮食原则。因为此时准妈妈的胃肠很容易受到压迫，从而引起便秘或腹泻，导致营养吸收不良或者营养流失，所以，一定要增加进餐的次数。每次少吃一些，而且应吃一些口味清淡、容易消化的食物。

越是接近分娩，准妈妈就越要多吃些含铁元素的蔬菜，如紫菜、芹菜、海带、木耳等。准妈妈要特别注意进食有补益作用的菜肴，这能为分娩积聚能量。

产前吃些巧克力

准妈妈在产前吃巧克力，可以缓解紧张情绪，促进积极情绪。另外巧克力可以为准妈妈提供足够的热量。整个分娩过程一般要持续 12~18 小时，这么长的时间需要消耗很大的能量，而巧克力被誉为"助产大力士"，因此，在分娩开始和进行中，应准备一些优质巧克力，随时补充能量。

剖宫产前不能吃东西 《《

如果是有计划地实施剖宫产，手术前要做一系列检查，以确定准妈妈和胎宝宝的健康状况。手术前一天，晚餐要清淡，午夜 12 点以后不要吃东西，以保证肠道清洁，减少术中感染。手术前 6~8 小时不要喝水，以免麻醉后呕吐，引起误吸。手术前注意保持身体健康，避免患上呼吸道感染等发热的疾病，以免延误手术。

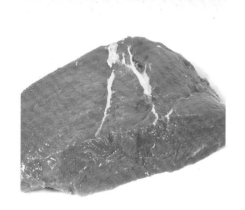

牛肉：富含蛋白质，其含有的肌氨酸含量比其他任何食品都高，这使牛肉对增长肌肉、增强力量特别有效。牛肉中还富含铁元素，有补血功效。

豆腐：清淡适口，有补中益气、清热润燥、助消化、增食欲的功效。常吃豆腐还有祛火的作用，因上火而经常便秘的准妈妈可常吃。

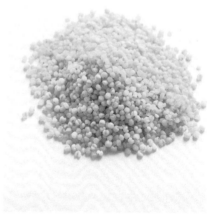

小米：富含碳水化合物和脂肪，为孕期的能量消耗提供有力支持。小米具有防治消化不良、防止反胃呕吐、清热解渴、健胃除湿、和胃安眠的功效。

第一章　孕检到产检，知道越多越安心

第二章　十月怀胎

第三章　分娩

健康食谱推荐

星期	早餐A	早餐B	午餐A	午餐B	晚餐A	晚餐B	加餐
一	全麦面包 牛奶 苹果	燕麦南瓜粥 香蕉 煮鸡蛋	糙米饭 西红柿炒鸡蛋 红烧鳝鱼	米饭 菠菜鱼片汤 松仁玉米	牛奶馒头 干煎带鱼 凉拌藕片	三鲜汤面 醋熘白菜 凉拌空心菜	玉米面发糕 榛子 豆浆
二	玉米粥 煮鸡蛋 凉拌西红柿	全麦面包 牛奶 凉拌豆芽	米饭 芹菜炒猪肝 白菜炖豆腐	水饺 咸蛋黄焗丝瓜 豆角炒肉丝	米饭 鲜蘑肉片 菠菜鱼片汤	红糖小米粥 凉拌空心菜 海带排骨汤	牛奶 全麦面包 草莓
三	鲜肉馄饨 菜包	红豆糕 牛奶 煮鸡蛋	米饭 凉拌藕片 虾肉冬瓜汤	烙饼 木耳炒鸡蛋 蚝油生菜	薏米莲子粥 素炒豌豆苗 宫保素丁	西红柿鸡蛋面 香菇油菜 清蒸鱼	牛奶 开心果 苹果
四	花卷 豆浆 煮鸡蛋	芝麻烧饼 煮鸡蛋 橙汁	扁豆焖面 虾仁豆腐 家常焖鳜鱼	米饭 西芹炒百合 凉拌海蜇 鸭肉冬瓜汤	玉米鸡丝粥 香干芹菜 萝卜炖牛腩	米饭 冬笋炒肉丝 菠菜鱼片汤	荸荠红糖饮 饼干 核桃
五	紫菜包饭 蔬菜沙拉 胡萝卜橙汁	黑米粥 素火腿 煮鸡蛋	二米饭 鱼香肝片 豆角炒肉丝 蛋花汤	小米蒸排骨 清炒空心菜 鱼头豆腐汤	猪血鱼片粥 凉拌土豆丝 香菇油菜	红枣鸡丝糯米饭 菠菜炒鸡蛋 家常豆腐	全麦面包 牛奶 红豆西米露
六	素蒸饺 煮鸡蛋 豆浆	鱼肉馄饨 凉拌豌豆苗	米饭 鱼头木耳汤 土豆炖牛肉	素炒饼 海米炒青菜 菠菜鸡煲	香菇鸡汤面 猪血鱼片汤 凉拌藕片	玉米面发糕 蒜蓉空心菜 香菇腰片	甘蔗姜汁 坚果 橙子
日	鸡蛋饼 牛奶 苹果	绿豆薏米粥 奶酪面包	米饭 素什锦 鸡脯扒青菜	虾仁蛋炒饭 板栗扒青菜 凉拌苦瓜	玉米面粥 芝麻圆白菜 豆干炒芹菜	香菇肉粥 松仁玉米 猪肝拌黄瓜	木瓜牛奶果汁 草莓 松子

胎教重点

随着预产期的临近，胎宝宝各个系统都已发育完全，已经非常接近新生儿了，这时候的胎教重点应该是情绪胎教和语言胎教，准妈妈应该延续上个月的胎教方式，直到宝宝出生。

准爸爸讲故事

临近分娩，胎宝宝各个系统都已发育完全，已经非常接近新生儿了，此时给胎宝宝讲讲故事，对培养他的听觉能力、语言能力和想象力非常有益。准爸爸可以讲一些自己知道的有趣的故事，也可以拿着故事书读，只要经常这样做，胎宝宝就会很享受这种交流。

语言胎教：做些英语训练

胎宝宝大脑思维已经相当复杂，几乎和新生儿一样，对声音的敏感度更强了，这时候坚持胎宝宝的语言胎教，对促进宝宝的语言能力发展和智力潜能发展会起到事半功倍的效果。

现在可以做些英语训练，准妈妈可以经常用英语与胎宝宝打招呼，给胎宝宝听一些英语歌谣，或者看一些自己喜欢的英语原声电影。

情绪胎教：冥想

冥想是通过保持静态、静想，调整呼吸来达到放松自己、缓解压力的一种方式。人在冥想时，注意力集中在呼吸上，而呼吸的速度可以调节心脏跳动，进而影响情绪。

准妈妈感觉到自己焦虑或烦躁时，不妨选择一个安静舒适的环境，采用适合自己的舒适坐姿，把注意力集中到呼吸上。

在身体高度放松，呼吸细长、缓慢、平稳、有节奏的状态下，想象你正坐在或躺在一个美丽的湖边的柔软的草地上，微风轻拂，空气湿润清新。吸气时想象你在吸收着阳光和大自然的能量，呼气时想象身体内污浊之气排出体外。

♥ 做胎宝宝体操

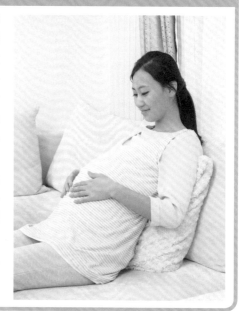

感觉到胎动以后，就可以每天定时与胎宝宝做体操了。准妈妈仰卧或半坐位，全身尽量放松，在腹部松弛状态下，用一个手指轻轻地按一下胎宝宝，然后再抬起，此时胎宝宝会立即有轻微的胎动，不过有时候会过一会，甚至几天才有反应。

胎宝宝体操最好是早、晚各做一次，每次时间在5~10分钟。如果轻轻按下时，感觉到胎宝宝用力挣脱或踢腿，这说明胎宝宝"不高兴"了，就要马上停止。

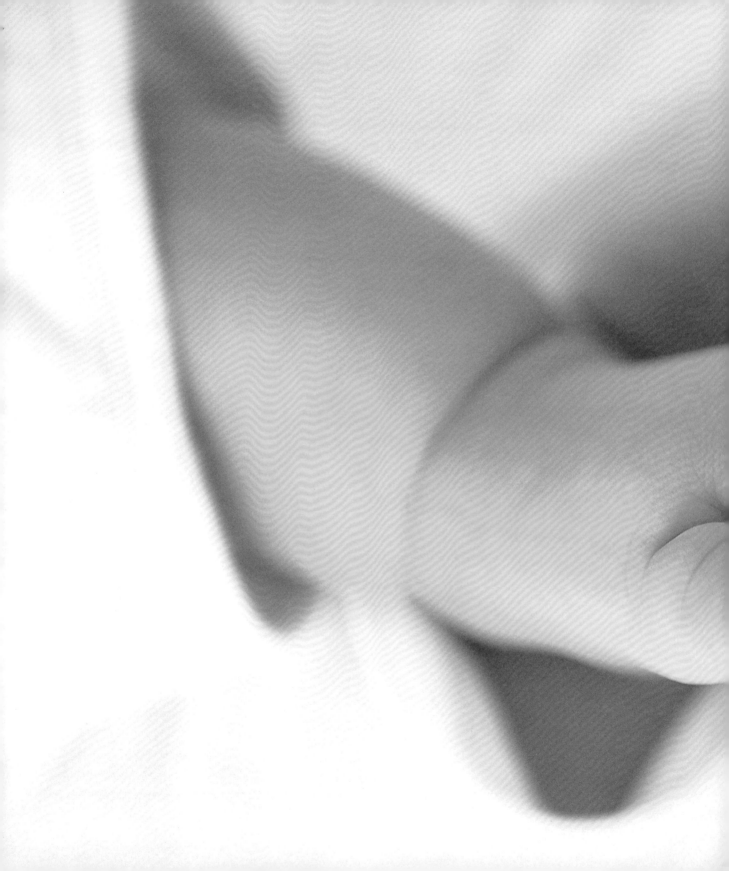

第三章...

《

分娩

预产期临近，这些知识提前学

十月怀胎只为一朝分娩，想想马上就要见到那个朝思暮想的小天使了，幸福的感觉无以言表。准妈妈要相信自己，你们母子定会齐心协力完成这个伟大的任务。不过，在分娩之前，准妈妈先提前了解一下分娩知识，会更胸有成竹，淡然自若。

选择适合你的分娩方式

分娩方式的选择往往是医生根据准妈妈的身体状况、胎宝宝在子宫内的情况以及准妈妈的意愿来决定的。分娩方式可以分为顺产、剖宫产、水中分娩、无痛分娩四种，不同的分娩方式适合不同情况的准妈妈。

顺产

虽然现在的分娩方式有所不同，但顺产仍是最理想、最安全的分娩方式，备受孕产专家推崇。如果准妈妈怀孕期间身体健康、状态良好，胎宝宝发育正常、胎位正，就完全有条件选择自然分娩。

顺产的优点

对宝宝来说，自然分娩时，由于受产道挤压，使胎宝宝气道的大部分液体被挤出，为出生后气体顺利进入气道创造了有利条件。同时，自然分娩也有助于胎宝宝清除剩余的肺液。这一过程能大大减少新生儿患吸入性肺炎的发生率。另外，自然分娩的宝宝在经产道时会吸附产道的正常细菌，从而在体内形成正常菌群，对宝宝免疫系统发育非常有利。

对新妈妈来说，顺产的新妈妈恢复快，当天就可以下床，饮食上禁忌较少，即便是会阴侧切的新妈妈，伤口恢复也很快。

顺产的不足

自然分娩作为人类繁衍最自然的方式，具有很多优势，但并不是所有的准妈妈都适合顺产。准妈妈患有严重疾病、胎位不正、胎儿宫内缺氧、脐带多层绕颈等，此时就要考虑剖宫产了。

自然分娩非常考验准妈妈的耐力和意志力，有时会因产程延长、产力消失而无法坚持，情况危急时就需要改用剖宫产。

剖宫产

剖宫产是指婴儿经腹壁和子宫的切口分娩出来。但若不是必须进行剖宫产，还是应该选择顺产。一般如果计划剖宫产，需要提前预约，并且提前一天入院。

剖宫产的优点

1.由于某种原因，绝对不可能从阴道分娩时，施行剖宫产可以挽救母婴的生命。

2.如果是选择性剖宫产，于宫缩尚未开始前就已施行手术，可以免去遭受阵痛之苦。

3.如果准妈妈腹腔内有其他疾病时，如合并卵巢肿瘤或浆膜下子宫肌瘤，均可在剖宫产手术时同时切除。

4.剖宫产更适合生产多胞胎的情况。

剖宫产的不足

1.剖宫产对于准妈妈的精神和肉体都是个创伤，术后子宫及全身的恢复都比顺产慢。而且本身作为一个手术，就有相应的危险性，所以没有明显手术指征的准妈妈尽量不要采用。

2.手术麻醉意外虽极少发生，但有可能发生，手术时还可能发生大出血及副损伤。

3.术后可能发生泌尿、心血管、呼吸等系统合并症，还有可能发生子宫切口愈合不良、肠粘连或子宫内膜异位症等。

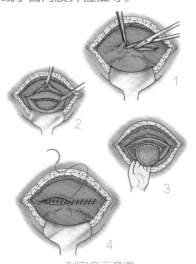

剖宫产示意图

4.再次怀孕和分娩时，有可能从原子宫切口处裂开，发生子宫破裂。

5.剖宫产出生的新生儿，可能发生呼吸窘迫综合征，且患吸入性肺炎的概率较高，全身协调及免疫力都不如顺产的宝宝好。

水中分娩

水中分娩即新生儿娩出时完全浸没在水中。在此过程中新生儿的头部必须是完全浸没在水中直到身体全部在水下娩出，随后立即将新生儿抱出水面。水中分娩只是顺产的一种方式，给准妈妈多了一种自然分娩方式的选择。

水中分娩的优点

水中分娩可以有效缓解准妈妈的阵痛。水的浮力让人肌肉松弛，有利于子宫收缩，加速产程，缩短分娩时间，客观上起到了降低剖宫产率的作用。

水中分娩的不足

并不是所有准妈妈都适合水中分娩。那些患有某些严重疾病，并且具有流产史的准妈妈不建议采用水中分娩；胎儿体重超过3.5千克或者是双胞胎、胎位不正的准妈妈也不适合这种分娩方式。另外要注意，宝宝娩出后必须及时抱出水面，以免造成呛水。

✚ 无痛分娩 《《

无痛分娩确切地说是分娩镇痛，目前采用最广泛的方式是硬膜外阻滞感觉神经，是在准妈妈腰部的硬膜外腔注入一些镇痛药和小剂量的麻醉药，并持续少量地释放，只阻断较粗的感觉神经，不阻断运动神经，从而影响感觉神经对痛觉的传递，最大限度地减轻疼痛。使用过程中，准妈妈可根据情况自行按需给药，基本感觉不到疼痛，是镇痛效果最好的一种方法。

无痛分娩的优点

硬膜外无痛分娩效果理想，也不会影响准妈妈、难产准妈妈的肌肉张力，准妈妈仍能主动配合，可缩短产程，不增加产后出血量。硬膜外无痛分娩对高血压病人还有降压作用，而且经无痛分娩产出的新生儿的阿氏评分，也与顺产的新生儿无差异。

无痛分娩的不足

一般来说，硬膜外镇痛分娩是比较安全的，那些对疼痛较为敏感的准妈妈可以选择这种分娩方式。但是如果有产前出血、低血压、凝血功能障碍、腰背部皮肤感染、心脏病、胎位不正、前置胎盘等情况的准妈妈则不能采用。

第一章 孕检到产检，知道越多越安心

第二章 十月怀胎

第三章 分娩

想顺产又怕疼怎么办

也有部分准妈妈一想到"分娩"的痛苦就感到害怕；而另一些准妈妈从怀孕开始就担心分娩的问题，甚至在孕晚期对"临产""分娩"等词汇也感到恐惧。其实顺产是一件再自然不过的事。为了给予宝宝最原始的那份爱，让宝宝以最自然的方式降临人间，越来越多的准妈妈选择了顺产。同时，顺产也会给新妈妈和小宝宝带来巨大的健康财富。

其实顺产时的疼痛感是因人而异的，有的准妈妈会感觉特别疼，而有的准妈妈觉得并没有想象中的疼。而且这种疼痛感是可以减轻的，准妈妈做到以下这几点，就会对缓解疼痛感有帮助：

做好充分的心理准备。这么多人都自己生出来了，都能忍受疼痛，那么你一定也可以。分娩的疼痛并没有想象的那么可怕，你迎接的将是一个非常可爱的小生命，这个过程将让你永生铭记！

做好充分的理论知识准备。了解分娩的征兆、分娩的过程和注意事项、临产医院的状况、准备待产包，当然还有家人，最主要就是准爸爸的支持。

学习拉美兹呼吸法。也有可能临场乱了阵脚，但多学习总没有坏处。

孕晚期可以多做些蹲着的动作。比如蹲着擦地，蹲着收拾衣服，都对加强骨盆肌有好处。整个孕期多行走，也有助于生产。

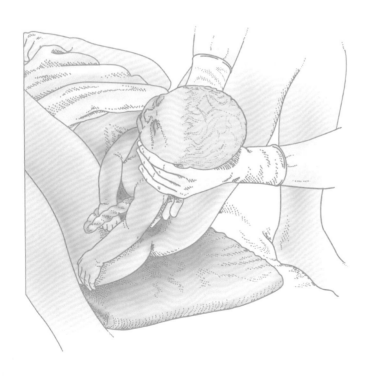

宝宝的头部和肩部娩出后，医生会托住宝宝的头部和身体，但不会往外拉，准妈妈需要继续用力，宝宝很快就能全部娩出。

➕ 怕疼，选择无痛分娩吧

无痛分娩确切地说是分娩镇痛，分为非药物性镇痛即精神性无痛分娩和药物性镇痛两大类。硬膜外阻滞感觉神经这种镇痛方法是目前采用最广泛的一种无痛分娩方式。

硬膜外无痛分娩，是在准妈妈腰部的硬膜外腔注入一些镇痛药和小剂量的麻醉药，并持续少量地释放，只阻断较粗的感觉神经，不阻断运动神经，从而影响感觉神经对痛觉的传递，最大程度地减轻疼痛。使用过程中，准妈妈可根据情况自行按需给药，基本感觉不到疼痛，是镇痛效果最好的一种方法。

一般在宫口开到2~3厘米的时候，有需要做无痛分娩的准妈妈就可以用了。

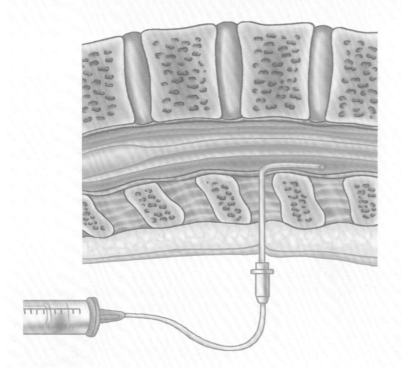

在腰部的硬膜外腔注射麻醉药和镇痛药， 准妈妈在分娩时就不会感觉那么疼痛了，药物的用量根据准妈妈的需要而定。

哪些情况不适合无痛分娩

无痛分娩让准妈妈不再经历分娩疼痛的折磨，也能减少分娩时的恐惧和产后的疲倦，但并不是所有的准妈妈都适合采取无痛分娩方式。

如果准妈妈有阴道分娩禁忌证，如有前置胎盘、胎盘早剥、胎宝宝宫内窘迫者，不适合选择无痛分娩。

如果准妈妈有麻醉禁忌证，如对麻醉药或镇痛药过敏，或者耐受力极强，也不适合进行无痛分娩。如果准妈妈有凝血功能异常状况，绝不能采用无痛分娩。

若准妈妈有药物过敏、妊娠并发心脏病、腰部有外伤史等情况，宜向医生咨询后，由医生来决定是否可以进行无痛分娩。

无痛分娩真的一点都不痛吗

疼痛是一种主观感受，不同的人对疼痛的耐受力不同，而准妈妈不同的体质对麻醉药物的敏感度不同，也是造成无痛分娩时疼痛感受差异的原因之一。无痛分娩的最佳状态应该是在准妈妈无痛的情况下，保留轻微的子宫收缩感。目前大多数人都能达到最佳状态，但也有极少部分的准妈妈对无痛分娩不太"敏感"，会出现无痛分娩失败的情况。

因此，准妈妈应谨慎选择无痛分娩方式。

无痛分娩的顾虑

有些准妈妈担心麻醉药会对宝宝产生影响，其实，手术中麻醉药的用量大约只是剖宫产的1/5，对新生儿呼吸和神经行为无大影响，还能减少缺氧的危险。如果用药量大了，有可能造成新生儿出生后几天内暂时性活动迟缓。如果脊椎管内镇痛平面过高，会使准妈妈血压降低，影响胎盘血流，有可能导致宝宝在子宫内缺血、缺氧。

➕ 水中分娩宝宝会呛水吗

宝宝在母体的羊水中是通过胎盘、脐带呼吸并获得养料的。在水中分娩，宝宝产出的那一刻，由于分娩池中环境与羊水环境相似，新生儿肺叶仍然没有打开，所以不会呛水。而且由于分娩池与母亲子宫内的羊水环境类似，可以缓解胎儿出生时重力对脑细胞的冲击，胎儿离开母体进入水中，未直接与大气接触，外界给予刺激性较小，因此宝宝会很快适应这一新的外部环境。

需要注意的是，在水中分娩的过程中新生儿的头部必须是完全浸没在水中，直到身体全部在水下娩出，随后应该在1分钟内将新生儿抱出水面，否则就会造成宝宝呛水。

了解分娩过程

分娩虽然是自然生理过程，可它却是一件重大的应激事件，第1次怀孕的准妈妈非常容易出现复杂的心理变化。而详细了解分娩知识，熟悉分娩过程，能让准妈妈做到心中有数，平复因分娩产生的焦虑、担心等情绪。

确认待产包是否齐全

很多准妈妈都会在预产期之前分娩，所以分娩所需物品在孕晚期就要准备好，并放在家人都知道的地方。这些东西包括以下3类：

1.各种证件：户口本或身份证（夫妻双方）、医疗保险卡或生育保险卡、相关病历。

2.宝宝用品：配方奶粉、奶瓶、内衣、外套、小毛巾、围嘴、小被子、纸尿裤等。

3.准妈妈入院时的用品：面盆、脚盆、牙膏、牙刷、大小毛巾、准妈妈专用卫生巾、卫生纸、内衣、内裤等。

在一些医院为防止院内感染，或预防新生儿传染性疾病的发生，医院会提供统一消毒好的宝宝用品，你事先可以咨询一下要去分娩的医院。

临产征兆有哪些

临产的主要征兆有：持续性宫缩开始、出现强烈的便意、胎膜破裂和见红。

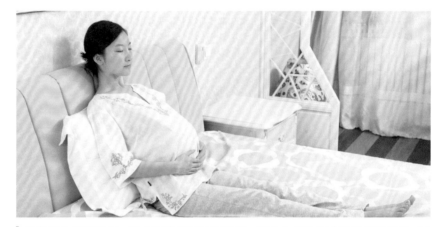

宫缩没有伴随见红、破水和阵痛时注意休息，还没去医院的准妈妈不用着急，可以留在家里观察。如果有强烈的便意或破水，就要及时到医院待产。

持续性宫缩开始。真正临产的标志是子宫有规律地收缩，致使宫颈口持续不断地开大。宫缩是子宫平滑肌周期性地紧缩和放松的症状，一般从背部开始，慢慢扩散至腹部。有些人将其形容为胃痛的感觉，当宫缩持续的时间延长，并且逐渐增加强度，而间隔时间越来越短（5分钟1次）的时候，这应该就是临产前的真正宫缩开始了。

出现强烈便意。当胎头下降，压迫到直肠会有很强的便意，要尽快到医院待产。如果出现破水，则要立即入院。

胎膜破裂。胎膜破裂又称破水，准妈妈会感到一股液体从阴道流出，无法自控，这就是羊水，无色无味。如果是绿色的，则可能是胎宝宝在宫内排便了，这也是胎宝宝窘迫的一种表现，这时就需要医生的特别护理。

见红。见红是指阴道分泌物中出现稠厚的黏液，因为宫颈开始扩张时毛细血管破裂，因此黏液常带血性。一般见红多发生在临产前的24~48小时，也有少部分出现在临产前一周，也有的见红之后马上就临产了。

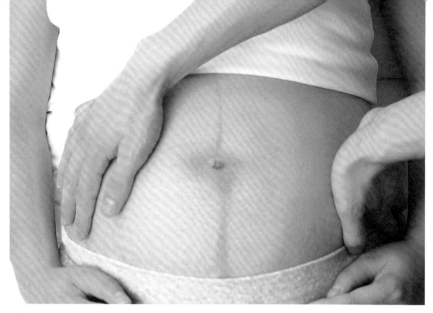

羊水已破的征兆

胎膜破裂的同时，会有大量液体涌出，或者有持续的、不受控制的液体从阴道内不断流出。有时流出量少时，很难判断从身体里流出来的是羊水是分泌物还是小便。所以，如果你不确定，请依照以下步骤进行：

1.清空你的膀胱。

2.当有更多的液体流出时，收集一些放到一个卫生护垫上。

3.如果液体是黄色的，就很有可能是尿液。羊水通常是无色无味的。

4.做凯格尔健肌法锻炼，通过夹紧骨盆底的肌肉，看看是否能够阻止液体的流出。如果液体停止流出，就很有可能是尿液。

5.如果确定是羊水，马上去医院，如果准妈妈不确定，也应及时去医院诊断。

胎膜破裂后，如果流出的羊水非常干净，而且准妈妈只有轻微的子宫收缩甚至一点收缩的迹象也没有，你可以在家再待一小段时间，准备好再去医院。

如果羊水是绿色或棕黄色的，一定要尽快去医院。在去医院的途中，如果胎头浮的要取臀高头低的平卧位，如果胎头已经入盆则可取一般平卧位或坐位。

宫颈收缩间隔如何计算

子宫收缩是间歇性的，每一次间歇都可以给准妈妈、胎宝宝以及子宫提供足够而有效的休息时间。记下每一次子宫收缩的开始时间和持续时间，这样对医生的诊断是非常有帮助的。

子宫收缩计时最简单的方法就是在纸上记下每一次子宫收缩开始的时间和收缩持续的时间。

当准妈妈的身体处于分娩状态时，每一次子宫收缩的时间间隔可能会变短。当每一次子宫收缩的强度增加时，收缩的顶峰就会很快到来。当计时的时候，你应该会发现一些规律和形式。如果持续的子宫收缩是5~7分钟或者更短，这时你应该向医生说明一下。

准妈妈可以在分娩前做一个表格，便于随时记录宫缩间隔，供医生参考：

子宫收缩开始时间	子宫收缩持续时间

快速分清假分娩、真分娩和临产

　　分娩前唯一可以判断是否是真分娩的方法是进行子宫颈的内诊检测。真分娩时的子宫收缩会变得越来越强烈，持续的时间也越来越长，而且越来越接近分娩过程。这样的子宫收缩可能会引起子宫颈变弱薄（短），然后渐渐打开，同时也能促使宝宝从骨盆中下降。以下是一些区分真分娩和假分娩的方法：

症状	子宫收缩	子宫颈
假分娩	» 子宫收缩通常没有规律而且很短暂 » 子宫收缩时间不会变得越来越长，感觉也不会越来越强烈，或者两者不会同时发生 » 子宫收缩时间通常会持续几分钟 » 当你走路的时候不会使宫缩变得强烈，而是可能会引起宫缩停止 » 当躺下的时候可能会使宫缩症状消失 » 子宫收缩时，前部区域和腹股沟区域的感觉会更强烈一些 » 假分娩有利于为真分娩作准备	子宫颈会有很小的改变或者没有改变，不会变短也不会扩张
真分娩	» 子宫收缩在最初的时候可能没有规律 » 随后的子宫收缩通常会变得越来越有规律 » 收缩时间会越来越长，感觉会越来越强烈，也会越来越接近分娩时宫缩的时间 » 当走路的时候，宫缩的感觉通常会越来越强烈 » 当躺下时并不能使宫缩的症状消失 » 子宫收缩通常感觉从后背开始，然后慢慢转移到前面	子宫颈通过变得越来越短（消除）和慢慢扩张（膨胀）而改变
临产	» 子宫收缩可能开始时不规律，慢慢地会变得有规律 » 子宫收缩通常间隔5分钟，持续30秒或者更长 » 子宫收缩的感觉可能会强烈，但通常不会紧密地联系在一起 » 当躺下的时候通常不会使收缩的症状消失 » 收缩可能会持续24~36个小时，而子宫颈没有明显的变化 » 休息和睡觉可能会变得困难 » 通常准妈妈会被送到医院等待分娩	子宫颈会逐渐变短，并慢慢扩张

自然分娩的3个产程

第1产程: 宫颈扩张期

第1产程是指准妈妈自己感觉到子宫收缩至子宫口开全的这段时间，一般需要6~12小时。如果是第1次生小孩，第1产程可能还会延长至14小时左右。

这段时间内子宫口由紧闭变柔软，并缓缓张开，以帮助胎头通过。子宫口开3厘米之前，速度缓慢，开3厘米后进入活跃期，子宫口以每次2~3厘米的速度缓缓张开，直到开到10厘米，这时准妈妈会感觉到阵痛，有时候随着宫缩越来越强烈，疼痛感也会变得越来越剧烈，但请准妈妈坚持，因为忍受过这阵疼痛，宝宝就到身边了。

在第1产程中，由于时间比较长，为了确保有足够的精力完成分娩，必须适量进食。食物以半流质或软烂的食物为主，如粥、面条、面包等，趁机补充营养和水分，以保证有足够的精力来承担分娩重任。

第2产程: 胎宝宝娩出期

从宫颈口开全，至胎宝宝娩出为止，初产妇一般要持续1~2个小时，经产妇可以在1小时内完成。

子宫口张开过程中，尤其几近开全时，会发生羊水破裂，此时会感觉有股温暖的液体从阴道流出。阵痛时会有排便的感觉。

宫口开全后，每隔1~2分钟阵痛来临一次。阵痛时，准妈妈可以按照医生的口令，进行呼吸和用力加腹压，正确有效地用力非常关键，能使胎宝宝更快地娩出。

最后，胎宝宝出生。第2产程的阵痛来势凶猛，准妈妈体力消耗极大，应该保持清醒。胎宝宝头部娩出后，就不要向腹部用力了，要短促地呼吸，使胎宝宝自然娩出。胎宝宝出生后，医生会剪断脐带，剪脐带并不疼，新妈妈不用紧张。

快进入第2产程时，由于子宫收缩频繁，疼痛加剧，消耗增加，准妈妈此时应尽量在宫缩间歇摄入一些果汁、藕粉等流质食物，以补充体力，帮助胎宝宝娩出。

第3产程: 胎盘娩出期

宝宝出生后，宫缩会有短暂停歇，大约相隔10分钟，又会出现宫缩以娩出胎盘，这个过程需要5~15分钟，一般不会超过30分钟。这时候新妈妈应保持短促呼吸，在医生的帮助下自然娩出胎盘。

由于第3产程时间较短，新妈妈可以在胎盘娩出后，根据需要选择能够快速消化、容易吸收的碳水化合物或淀粉类食物，如小米粥、玉米粥、全麦面包等，以补充体力。

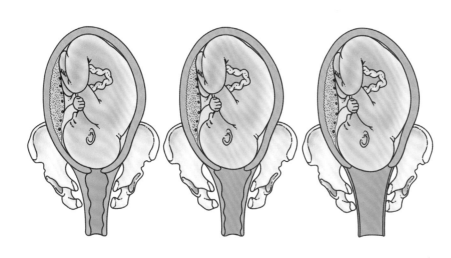

从左到右是宫颈扩张的3个阶段，宫颈口分别扩张到2厘米、6厘米和10厘米，直到能让宝宝的头部通过就可以了。

分娩当天要注意的事

分娩当天对准妈妈和胎宝宝来说都十分重要。注意以下一些事情将使这一天变得充实而愉快。

1.调整好自己的心态。有些新妈妈看到自己的宝宝会心花怒放，情绪高涨，还有一些妈妈因宝宝性别或其他原因，情绪低落甚至沮丧，这都会影响子宫收缩，引起产后出血。

2.要注意休息。分娩是体力消耗很大的工程，分娩后会感到疲倦，新妈妈会不知不觉地有睡意袭来，这时要抓紧时间休息，可以闭目养神或打个盹儿，但不要熟睡，因为还要照顾宝宝，给宝宝喂第一次奶。

3.要进行母乳喂养。宝宝出生后半小时内就要给宝宝喂第一次奶，同时跟宝宝进行皮肤接触。这有利于刺激乳腺分泌，对妈妈子宫的恢复及增进母婴感情都很有好处。

4.要注意饮食。生完宝宝后，可吃些没有刺激又很容易消化的食物，如红糖小米粥、红枣大米粥、面条汤等。吃过食物后，妈妈可以美美地睡上一觉。剖宫产的妈妈，可在麻药作用消退后进少量流食，等胃肠功能恢复后再正常饮食。

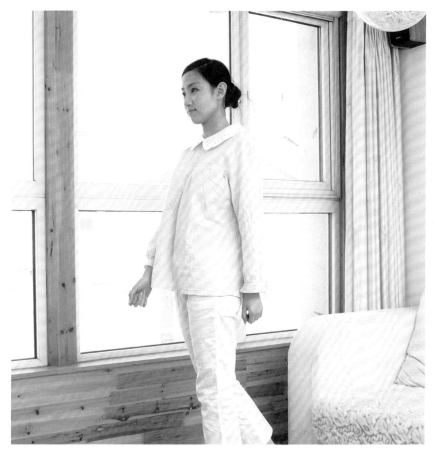

顺产妈妈产后6~12小时就能下床了，可以在室内慢走5~10分钟，有助于促进肠蠕动；而剖宫产妈妈则需要等到24小时后才能下床活动。

5.要细心观察出血情况。分娩后2小时内在分娩室观察。因为，在此期间最易出血，所以要特别注意。分娩后2~24小时在病房观察，此时仍有出血的可能，新妈妈可以自己按摩子宫和勤喂养宝宝，这样能减少出血。如果会阴伤口和子宫收缩会引起疼痛，可卧床休息一下。

6.要及时大小便。顺产的妈妈，产后6小时内要排尿，24~48小时排大便，否则会造成尿潴留，同时也会影响子宫恢复。

7.要尽早下床活动。产后就要在床上活动，如翻身、抬腿、收腹、提肛等，可以促进肠蠕动，减少肠粘连等并发症。顺产6~12小时即可下床活动，剖宫产24小时后下床活动。

忽略分娩时的异样感受

很多准妈妈对分娩的担心，不仅来自于对分娩疼痛、过程的担心，还有很大部分是来自于分娩时"害羞"的心理。对大多数准妈妈来说，躺在产床上，分开两腿就会不自觉地觉得尴尬或害羞。其实，在产房没有什么可尴尬的，专业的医生注重的是医学技术，而且已经看习惯了。准妈妈应将注意力放在宝宝的顺利出生上，不要过度注意此时的姿势、仪态等。

分娩时不要大喊大叫

准妈妈在分娩时最好不要大声喊叫，因为大声喊叫对分娩毫无益处，准妈妈还会因为喊叫而消耗体力，不利于子宫口扩张和胎宝宝下降，反而会觉得更加疼痛。

准妈妈要对分娩有正确的认识，消除精神紧张，抓紧宫缩间歇休息，使身体有足够的能力和体力。如果阵痛确实难以忍受，可通过深呼吸、按摩等方式缓解疼痛，或者通过告诉自己疼痛是为了让宝宝更加健康，来提高对疼痛的耐受力。

分娩时和医生配合很重要

胎宝宝的出生，是准妈妈和医生齐心协力的结果，准妈妈在分娩时要努力配合医生，才能使分娩更顺利。

1. 要将注意力集中在产道或阴道。

2. 收下颌，看着自己的脐部，身体不要向后仰，否则会使不上劲。

3. 尽量分开双腿，脚掌稳稳地踩在脚踏板上，脚后跟用力。

4. 紧紧抓住产床的把手，像摇船桨一样，朝自己这边提。

5. 背部紧紧贴在床上，才能使得上劲，用力的感觉强烈时，不能拧着身体。

6. 不要因为有排便感而感到不安，或者因为用力时姿态不好看而觉得不好意思，只有尽可能配合医生的要求，大胆用力，才能达到最佳效果。

➕ **剪脐带也有讲究** 《《

中医说脐带"短则伤藏，长则损肌"，剪脐带的长短要有分寸，最好是留6寸长。这个"寸"不是大人的"寸"，而是宝宝的"同身寸"，即宝宝大拇指横纹的距离，或者是宝宝中指弯曲过来后，第二指节的长度。准妈妈在进产房前，可以跟医生沟通一下这个问题。

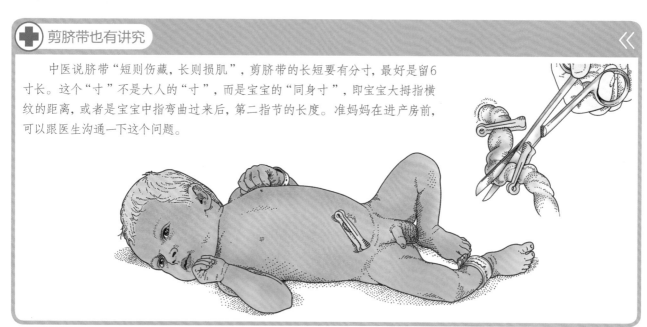

分娩，其实没有传说中那么痛

分娩是很痛，但也并不像电视、电影里演的那样歇斯底里般的夸张，准妈妈不要被那些经过渲染的场景吓到。分娩是女性与生俱来的一种能力，一般情况下，大部分准妈妈都可以忍受分娩的疼痛，准妈妈不用太担心。

分娩疼痛到底来自哪里

在第1产程中，疼痛主要来自子宫收缩和宫颈扩张。疼痛冲动通过内脏传入纤维与交感神经，并在胸10至腰1节段传入脊髓，其性质属于"内脏痛"。疼痛的部位主要在下腹部、腰部，有时髋、骶部也会出现牵拉感。当宫颈扩张到7~8厘米时，疼痛最为剧烈。

在第2产程中，疼痛来自阴道和会阴部肌肉、筋膜、皮肤、皮下组织的伸展、扩张和牵拉的冲动，由会阴神经传入骶2~4脊柱节段，疼痛性质尖锐，定位明确，属于典型的"躯体痛"。准妈妈会出现强烈的、不自主的"排便感"。

缓解分娩疼痛的方法

疼痛是分娩的必经过程，而且每个准妈妈能够承受的疼痛级别都是独一无二的，每个人的情况不一样，承受疼痛的能力就不一样。准妈妈对于不同种类的活动或者介入治疗会有不同的反应，这会成功帮助她们减轻分娩的疼痛，提高分娩时的舒适感。以下所描述的就是三种不同类型的活动和介入治疗：缓痛运动、转移注意力以及选择适合自己的镇痛措施。

缓痛运动

准妈妈在孕7月就可以开始练习，分娩时就可以应用了。

1.仰卧，屈膝，双腿充分张开，脚后跟尽量靠近臀部。

2.抬起双腿并用双手抱住大腿，膝盖以下要放松，自然下垂。

3.大口吸气将胸部充满，然后轻轻呼气，如同排便时的感觉那样慢慢向肛门运气并用力。这个过程就是吸气→用力→呼气→吸气→结束，共需要20秒钟左右。

转移注意力

准妈妈可以通过与医生聊天，或在产房播放音乐等方式来转移注意力，减缓分娩疼痛。

选择适合自己的镇痛措施

可以使用笑气、穴位封闭、阵痛仪等措施，减轻宫缩疼痛。不过，这些措施不能完全无痛，所以不能完全依赖。

分娩疼痛到底有多疼

PRI疼痛评分：

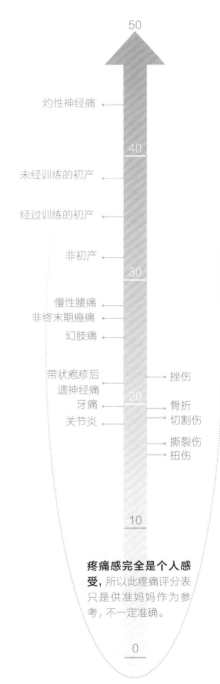

50

灼性神经痛

40

未经训练的初产

经过训练的初产

非初产

30

慢性腰痛
非终末期癌痛
幻肢痛

带状疱疹后遗神经痛　　挫伤
牙痛　　20　　骨折
关节炎　　切割伤
　　撕裂伤
　　扭伤

10

疼痛感完全是个人感受， 所以此疼痛评分表只是供准妈妈作为参考，不一定准确。

0

可以请个导乐

导乐不是医生，也不是护士，是陪着准妈妈分娩的，经历过分娩过程的有经验的人，大多由产房老助产士、助产小组组长和产科医生构成。

导乐在整个分娩过程中都会陪伴在准妈妈身边，并根据自己的经验和医学知识为准妈妈提供有效的方法和建议，能平稳准妈妈情绪，促使产程缩短。

如果准妈妈担心自己独自应付分娩，可以事先与医生沟通，不同的医院对导乐的分娩安排可能不同，准妈妈若有意愿，医生一般都会进行安排。

顺产妈妈经验谈

在还没有经历过分娩时，准妈妈们互相分享到的经验就是，疼痛基本没法用语言来形容。一旦经历过分娩，新妈妈对于分娩时刻的记忆是"痛并快乐着"。我

们来听听一个过来人对分娩疼痛的描述：

宫口开全以前是越来越疼，比痛经还要疼，尤其是2~3分钟1次的时候，坠疼明显，为了生产时能有力气，我没有喊叫，只能轻轻地哼，所以浑身发抖，好在我宫口开得比较快。到生的时候就是一种排便的感觉，因为胎头压迫，反而感觉不到疼，只有胀，感觉胎头用力往外顶。总体来说，这种疼还是能够承受的。

分娩痛总是来时缓慢，逐渐增强，直至痛到极点，最后又缓慢地退去。有人曾诗意地形容它就像是海浪向岸边涌来，最开始时平缓、不疾不徐，然后浪头逐渐增强，越来越大，直至成为冲击海岸的冲天浪涛，随后潮水慢慢退去。

不能顺产，无须勉强

自然分娩作为人类繁衍最自然的方式，具有很多优势，但并不是所有的准妈妈都适合顺产。最常见的就是准妈妈患有严重疾病、胎位不正、胎宝宝宫内缺氧、脐带多层绕颈等，此时就要考虑剖宫产了。

自然分娩非常考验准妈妈的耐力和意志力，有时会因产程延长、产力消失而无法坚持，情况危急时就需要改用剖宫产。

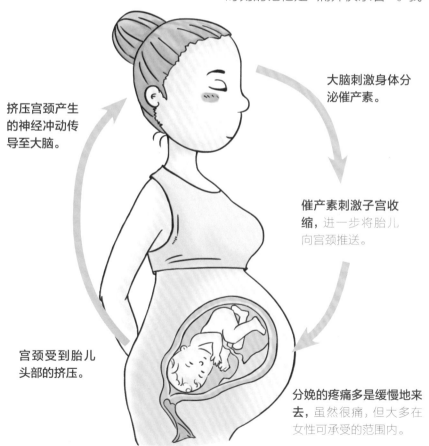

挤压宫颈产生的神经冲动传导至大脑。

大脑刺激身体分泌催产素。

催产素刺激子宫收缩，进一步将胎儿向宫颈推送。

宫颈受到胎儿头部的挤压。

分娩的疼痛多是缓慢地来去，虽然很痛，但大多在女性可承受的范围内。

适宜剖宫产的情况

相对于自然分娩，剖宫产可以让准妈妈不必经历分娩阵痛，也不会出现产道裂伤，没有难产的忧虑，但可能会增加大出血或麻醉的危险，而且经历剖宫产分娩的妈妈，产后恢复也比自然分娩的妈妈慢。

剖宫产是不能自然分娩的第一个选择，并不适合所有的准妈妈。如果准妈妈有下列情况，则必须选择剖宫产：

》35岁以上的高龄初产妇，同时诊断出妊娠合并症者。

》准妈妈的骨盆狭小或畸形，不利于自然分娩。

》准妈妈产道不利于分娩，有炎症或病变、畸形等情况。

》胎宝宝胎位异常、脐带绕颈、宫内缺氧、巨大儿。

》有前置胎盘、胎盘早剥或有产前出血的情况。

》有严重妊娠合并症和并发症的状况。

》子宫有瘢痕，或者子宫畸形以及子宫肌瘤影响产道的情况。

》头胎是剖宫产的准妈妈，二胎一般也建议剖宫产。

剖宫产前要休息好

分娩对于准妈妈来说是一件大量消耗体力的事情，剖宫产手术分娩虽不像自然分娩一样，需要妈妈在分娩过程中用力，但剖宫产手术是一种创伤性手术，妈妈产后需要大量体力来恢复，所以产前应注意休息，保证充足的睡眠。

剖宫产前最好洗个澡

剖宫产前准妈妈要做好个人清洁。因为剖宫产是在准妈妈肚腹上开刀的创伤性手术，产前清洁可减小细菌感染概率。另外，剖宫产后，由于伤口恢复等问题，妈妈不能让伤口沾水，可能有一段时间不能洗澡，只能实施擦浴。

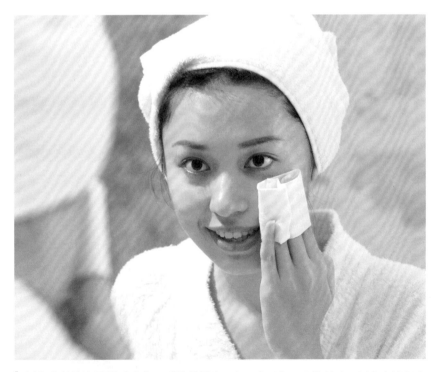

剖宫产前洗个澡能减少伤口感染的概率，由于术后伤口不能沾水，剖宫产妈妈在一段时间内只能擦浴。

➕ 剖宫产的缺点 《

1. 剖宫产对于母体的精神和肉体都是个创伤，术后子宫及全身的恢复都比顺产慢。而且本身作为一个手术，就有相应的危险性，所以没有明显手术指征的准妈妈尽量不要采用。

2. 手术麻醉意外虽极少发生，但有可能发生，手术时还可能发生大出血及副损伤。

3. 术后可能发生泌尿、心血管、呼吸等系统合并症，还有可能发生子宫切口愈合不良、肠粘连或子宫内膜异位症等。

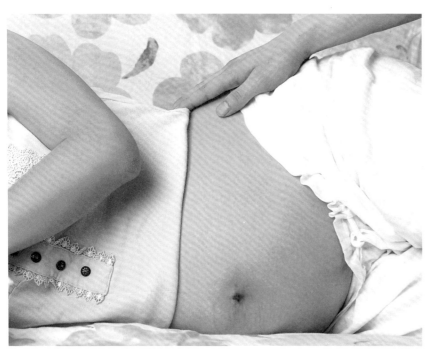

剖宫产前要休息好。创伤性手术需要大量体力来促进伤口恢复，手术也对肠胃的消化吸收功能产生抑制作用，所以术前的休息很重要。

剖宫产前不要吃东西

如果是有计划实施剖宫产，手术前要做一系列检查，以确定准妈妈和胎宝宝的健康状况。术前饮食应遵医嘱，一般手术前一天，晚餐要清淡，午夜12点以后不要吃东西，以保证肠道清洁，减少术中感染。手术前6~8小时不要喝水，以免麻醉后呕吐，引起误吸。手术前准妈妈注意保持身体健康，避免患上呼吸道感染等发热的疾病。

紧急剖宫产前千万不要紧张

紧急剖宫产是指在特定情况下为准妈妈进行的紧急手术，要求医生在手术开始后5分钟内必须取出宝宝的手术。紧急剖宫产往往是在紧急情况发生的，可能是胎宝宝或准妈妈生命受到威胁时采取的紧急措施。

遇到紧急剖宫产，准妈妈千万不要紧张。一方面，现代医学进步，通过定期产检，已经能够及早发现孕期母婴大部分异常情况，能做到及早干预，将母婴危险降到最低，准妈妈没必要紧张。另一方面，在分娩过程中，母婴还是一体，妈妈的紧张情绪会通过内分泌形式影响宝宝，可能会让宝宝的情况更糟。

剖宫产妈妈慎食的食物

富含蛋白质等难消化食物，如鸡蛋、油腻食物等。因为剖宫产手术后，肠胃正常功能被抑制，肠蠕动相对减慢，而难消化食物会增加肠胃负担，引发消化问题。

产气类食物。剖宫产后易出现腹胀，而产气类食物如豆类食物、糖类可能会加重腹胀。

热、辣等刺激性食物。剖宫产后妈妈腹压突然减轻，腹部肌肉松弛，易出现大便秘结症状，而热、辣等刺激性食物不仅刺激本已薄弱的肠胃，还可能会加重便秘。

滋补类食品。剖宫产妈妈不宜服用高级滋补品，因为高级滋补品中往往含有强心、兴奋的物质，会影响手术后伤口愈合的效果。

另外，鱼类食物中含有的有机酸会抑制血小板凝集，对术后止血与创口愈合不利，也应少吃。

可能会用到的药

有时候，在分娩开始之前或进行中，可能会需要及时的帮助和干预来使分娩正常进行，比如说药物，准妈妈不必害怕，这些药物都是比较安全的，不会对宝宝造成太大影响。

分娩用药3原则

1.分娩过程的质量好坏并不由是否使用了药物来决定。

2.所有的药物都会或多或少影响到宝宝，但是通过仔细监测，很少有严重的副作用。

3.所有的药物都会或多或少影响到分娩的进程。

分娩用止痛药

类型	何时使用	好处	可能的副作用
» 吗啡 » 芬太尼 » 纳布啡注射剂 » 环丁羟吗喃	在分娩早期或活跃期进行肌内注射	1.当在合适的时间注射指定的剂量时不会对准妈妈或者胎宝宝有害； 2.可以帮助缓解疼痛	1.会让一些准妈妈变得瞌睡； 2.可能会感到恶心（很罕见）； 3.准妈妈可能会觉得失去控制； 4.有时会暂时缩短宫缩的时间，减少宫缩的频率； 5.根据用药时间，吗啡对宝宝可能会产生呼吸抑制。如果发生这种情况，需要用盐酸纳洛酮解毒，副作用就会立即消失

分娩刺激和引产用药

类型	何时使用	好处	可能的副作用
前列腺素凝胶或者胶囊（地诺前列酮制剂）	在阴道内放置来进行引产	能够增加子宫颈的弹性以及使子宫颈变得柔软、成熟	1.放置后需要对胎宝宝监测1~2个小时； 2.出现持续的子宫收缩，是有危险的
米索前列醇（喜克溃）	口服或者从阴道内放置来进行引产	1.帮助促进子宫颈的成熟； 2.可能会刺激子宫收缩，如果使用催产素，还会加强催产素的作用	1.可能会出现持续的子宫收缩，是有危险的； 2.需要对胎宝宝进行监测
后叶催产素（催产素）	1.用于在分娩过程中进行引产或者促进分娩； 2.通过静脉注射泵注射	1.引导（开始）分娩时的子宫收缩； 2.刺激（增强）正在进行的子宫收缩的强度和频率	1.需要对胎宝宝进行监测； 2.可能会增加子宫收缩疼痛的频率和强度

剖宫产用药

类型	何时使用	好处	可能的副作用
全身麻醉	需要进行紧急剖宫产时使用，除非硬膜外功能处于正常状态	1.直到醒来之前都没有疼痛感； 2.可以迅速发挥作用	1.宝宝也会受到药物的影响，可能会变得易睡，并有短暂的呼吸抑制； 2.准妈妈可能会处于无意识状态； 3.手术后可能会引起恶心、反胃； 4.术后需要麻醉药来镇痛
硬膜外麻醉	可能会用于剖宫产。通过硬膜导管麻醉整个腹部和腿部，有时使用大剂量的局部麻醉	1.可以完全减轻疼痛； 2.准妈妈可以保持清醒； 3.为了控制术后的疼痛感可能需要往硬膜外腔注射麻醉药物	1.在使用过程中可能会感到有压力； 2.很少有并发症如出血、进入中央脊髓液或者硬膜外静脉； 3.准妈妈或宝宝的体温可能会升高
脊髓麻醉	可能剖宫产时使用。用注射器注射到中央脊髓液和局部麻醉部位，有时会使用镇静剂	1.立即减轻疼痛； 2.准妈妈可以保持清醒； 3.如果使用了镇静剂，就能很好地控制手术后的疼痛	1.在使用过程中可能会感到有压力，就像硬膜外麻醉时的情况一样； 2.很少伴有心脏并发症或者手术后的情绪低落

产后用药

类型	何时使用	好处	可能的副作用
后叶催产素（催产素）	通常在分娩后注射到静脉注射袋里，如果没有静脉注射袋就直接注射	通常在分娩后进行注射或者使用静脉注射袋，来保证子宫保持收缩状态，以阻止流血过多	可能会有肌肉痉挛
甲基麦角新碱	在分娩后使用，可以口服，通常一次吃6片，也可以注射	1.当阴道流血过多时需要使用这种药物； 2.比后叶催产素药效要强	1.会感觉发痒，感到恶心； 2.高血压患者禁用
卡前列素氨丁三醇	在注射后叶催产素或甲基麦角新碱后，流血过多而止不住时需要使用	1.可以快速起作用； 2.比后叶催产素药效要强	1.会有恶心、呕吐感； 2.如果有哮喘、高血压、糖尿病或者肾脏疾病时要慎用
米索前列醇	如果有出血过多的情况，可通过直肠放置的药物	比卡前列素氨丁三醇副作用少，而且作用迅速	

第一章 孕检到产检，知道越多越安心

第二章 十月怀胎

第三章 分娩

分娩时可能遇到的情况

不是所有的分娩都会一帆风顺，准妈妈可能会遇到这样那样的问题。提前了解一下分娩时可能出现的问题，相信先进的医疗技术和技术精湛的医生以及认真负责的护理人员，会处理好可能遇到的问题，让准妈妈没有后顾之忧，安心分娩。

什么是背阵痛

背阵痛就是指分娩时在背部会感到疼痛或者不舒服。有时，背阵痛是由宝宝处于后位（面对着你的腹部）而引起的。

有背阵痛的准妈妈在分娩刚开始时，会感觉分娩是在背部进行的。当经历一阵一阵的背部不适时，你会感觉腹部"变硬并且变紧"，背阵痛时可能会提供一些信息告诉你这是否是真分娩。而且，在子宫收缩的间隔时间内，可能会有残余的疼痛感。由于需要额外的努力转换胎宝宝的位置到前位（面朝着你的背部），用力的阶段有可能会变长。

背阵痛怎么办

如果出现背阵痛，准妈妈需要这样做：

1.经常变换姿势。任何可以使宝宝的重量离开背部的姿势都会有帮助，比如坐着，或者身体向前倾，把全部重量都压在肘部；把床头升高然后跪在床上，也可以双手双膝跪在床上。

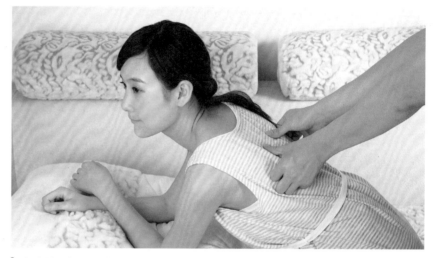

身体前倾能缓解背阵痛，让准爸爸帮你按摩背部疼痛处也有较好的效果，还能让你紧绷的背部肌肉和紧张心情得到放松。

2.使用背压法。给你的背部下方，也就是疼痛感所在的地方稳固、持续地施加压力。这种方法可以由准爸爸或者护士帮助你。或者你也可以倚靠在一个坚硬的物体上，比如一个卷起来的毛巾或者网球。

3.在背部放一个暖水袋或者冰袋可以减轻疼痛。

4.洗一个热水澡可能会很有帮助。

➕ 为什么要打催产素

有时候尽管准妈妈出现了宫缩的情况，但分娩还是不能往下进行。因为羊水还没有破，此时医生可能会试着通过打破羊水来刺激你的分娩。如果这些在刺激分娩方面还不起作用，你可能需要静脉滴注催产素，以加强宫缩强度。如果在24小时内催产素没有发生作用，则可能需要剖宫产了。

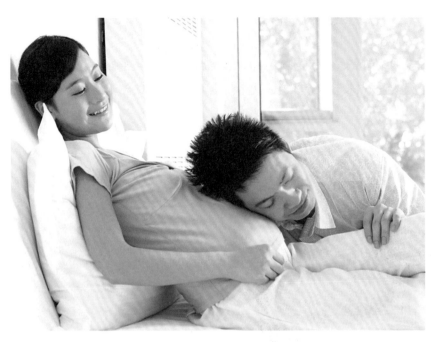

➕ 需会阴侧切的几种情况

在自然分娩的过程中，有些情况需要做会阴侧切。可能需要会阴侧切的情况有：

» 准妈妈会阴弹性差、阴道口狭小或会阴部有炎症、水肿等情况。

» 胎宝宝较大，胎头位置不正。

» 子宫口已开全，胎头较低，但是胎宝宝有明显的缺氧现象。

» 胎宝宝心率有异常变化，或心跳节律不齐，并且羊水浑浊或混有胎便。

什么是急产

顾名思义，急产就是产程很急、时间很短的分娩，一般产程在3小时以内。

急产的表现主要是孕28周以上的准妈妈，突然感到腰腹坠痛，很短的时间内就会有排便感；短时间内就出现有规律的下腹疼痛，间隔时间极短；破水、出血、出现排便感，甚至阴道口可看见胎头露出。这时，准妈妈需要自己冷静和放松，立即要求医生进行阴道检查，以及时了解情况。

另外，还有一种情况，就是可能还没到医院，分娩已经开始了。如果遇到这种情况，准爸爸和家人需要了解一些急救常识，这点非常重要和必要。

1.叮嘱准妈妈不要用力屏气，要张口呼吸。

2.婴儿头部如果露出，要用双手托住，千万不要硬拉或扭动。当婴儿肩部露出时，用双手托住头和身体，慢慢向外提出，然后用干净的线或带子扎住脐带，等待胎盘自动娩出。

3.尽快将新妈妈和新生儿送到医院。

滞产怎么办

与急产相反，滞产是分娩时间很长，超过24小时的分娩。这种情况的出现可能与宫缩无力、臀先露、枕后位、巨大儿、骨盆狭窄、用药不当、空腹分娩、孕期营养不良或者准妈妈极度紧张有关。所以，对于这种分娩，一定要有耐心，要学会放松的技巧，并且必须有医生或护士随时用胎心监测仪来监护胎宝宝的情况，必要时还需使用催产素来加强宫缩的强度。

如果遇到滞产，准妈妈需要做的是：

1.别紧张，尽量放松，千万不要沮丧和失望。

2.别老躺在床上，可以下地四处走走，有助于分娩。

3.刺激自己的乳头，有助于加强宫缩。

4.吃点东西或多喝水，如果不能吃，可以静脉输液补充营养。

5.让准爸爸或导乐在旁边多鼓励，给你援助。

双胞胎及多胞胎分娩

每个准妈妈的分娩经历都很难忘，但如果你怀的是双胞胎或多胞胎，那就和单胎分娩不太一样。这并不奇怪，当有两个或更多小脑袋想要挤出来时，情况有些复杂，需要你选择安全合理的分娩方式，顺利产下健康的宝宝。

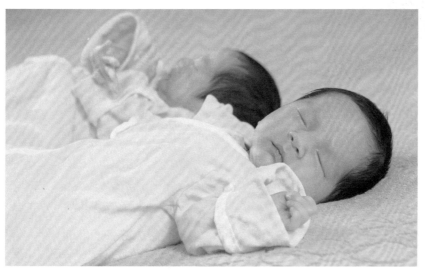

双胞胎一大一小是很正常的现象，这主要是营养吸收情况不同造成的，只要宝宝没有病理症状，新妈妈就不用担心。

与众不同的待产包

怀有多胞胎的准妈妈在准备待产包时，宝宝的东西就需要多准备了。双胞胎准妈妈需要多准备宝宝的衣物、奶瓶、纸尿裤等等，但像婴儿床、蚊帐这些宝宝可以共用的物品，准妈妈准备一份就可以了。

多胞胎分娩时准妈妈所需的物品不需要增多，和怀有一个宝宝的准妈妈一样。

分娩前的准备

其实，怀有多胞胎的准妈妈除了分娩过程比怀一个宝宝的准妈妈长一些外，其他没有什么不同，因此在生产前的准备方面也宜保持平静心情，与其他准妈妈一样即可。只是在准备宝宝的物品方面，准妈妈宜根据需要多准备一些。比如准生证一定要两份或者多份，还有平时检查的单据等。

双胞胎和多胞胎孕周比单胎少

总的来说，单胎的平均妊娠时间是39周，双胎妊娠是35~36周，三胞胎一般为32周，四胞胎则为30周。要记住，双胞胎"到期"时间是37周，而非40周。毕竟，即使子宫内再舒适安逸，随着宝宝长大，子宫空间也是狭小的。如果你在37周出现类似以下症状，不要犹豫，立马去医院。

》阴道分泌物增多，或分泌物性状发生改变，性状改变指分泌物变成水样、黏液状或带血色（即使仅仅是粉红色或淡淡的血迹）。

》出现阴道流血或点滴出血。

》腹部疼痛，类似月经期的痛，或者1小时内宫缩超过4次（即使是宫缩时也没有疼痛的感觉）。

》盆底部位有逐渐增加的压迫感（宝宝向下压迫的感觉）。

》腰背部疼痛，特别是在你以前没有腰背部疼痛史的情况下。

怀双胞胎或多胞胎应注意早产

大多数单胎准妈妈会在孕38~42周内分娩，但如果是多胞胎，最佳分娩时间可能就要提前，即在孕37~39周，这是由于多胞胎的特殊性决定的。但在大多数多胞胎分娩中容易在孕37周就出现阵痛的情况，此时准妈妈子宫颈还没打开，胎宝宝的肺部发育尚未完善，需要通过医疗手段来帮助宝宝肺部发育。

因此，怀多胞胎的准妈妈在孕晚期宜多加注意，平时要适量饮水，多注意休息，避免进行爬楼梯、提重物、快步走等活动。

万一在孕晚期出现早产征兆，准妈妈宜及时到医院进行检查，听从医生的建议。即使宝宝早产也不用过于担心，孕37周分娩的宝宝完全有能力活下来。

平复分娩前的激动情绪

同单胎准妈妈相比，多胞胎准妈妈更容易受到孕育的压力，妊娠期各种反应和出现并发症的概率可能也比单胎准妈妈高一些。准妈妈可能会过于担心，或者因同时迎接2个或2个以上宝宝而产生激动情绪。

此时准妈妈宜调整自己的情绪。因为多胞胎生育的困难虽然大一些，准妈妈分娩时面临的危险可能也比单胎准妈妈多一些，但在现代医疗技术下，多胞胎分娩技术已经十分成熟，准妈妈要调整好情绪，相信自己能平安、顺利迎接到健康宝宝。临近预产期，准妈妈要多休息，保持心情愉快，可以通过听音乐、看书来缓解紧张的心情。

双胞胎或多胞胎的分娩方式

双胞胎的分娩方式主要取决于胎宝宝在子宫内的姿势。如果两个胎宝宝都是头下臀上，或者一个头下臀上，另一个头上臀下，都可以顺产。双胞胎分娩每次只出生一个宝宝，下一个宝宝通常会间隔20分钟后才出生。如果有一个胎宝宝在子宫内是横位，特别是横在产道口的，就必须实施剖宫产。而多胞胎分娩，当前国内外许多产科医生和新生儿科医生都认为，施行剖宫产术是多胞胎的最佳分娩方式。

如果有下面的剖宫产特征，为了母子的安全，需要进行剖宫产：

1.准妈妈有重度妊娠期高血压综合征，前置胎盘，较重的心、肺、肝、肾等合并症者。

2.三胎及三胎以上者。

3.估计胎宝宝体重小于1.5千克或大于3千克的。

4.胎位不正时，如双胎为非头位时，以剖宫产为宜。

5.具有单胎妊娠所具有的任一剖宫产特征，如头盆不称等。

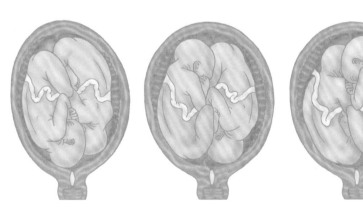

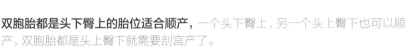

双胞胎都是头下臀上的胎位适合顺产，一个头下臀上、另一个头上臀下也可以顺产，双胞胎都是头上臀下就需要剖宫产了。

二胎分娩不能照搬头胎经验

　　不少准妈妈生头胎时，没有经验，或者因为害怕而非医学理由就选择了剖宫产。第二次生产时，就会考虑什么样的生产方式最安全，担心不再能顺产，再次剖宫产会有危险等问题。所以，二胎生产方式成了准爸妈纠结的问题。

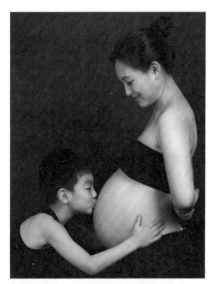

让大宝从心底接受小宝宝的来临，需要你在怀二胎时也别忘了关心大宝。

生二胎比头胎更顺利吗

　　一般来说，头胎自然分娩的准妈妈经过了第1次的生产，子宫颈口已经扩张了一次，第2次分娩时子宫收缩比第1次更容易一些，分娩的时间相对要短，再次顺产要轻松一点。但这也不是绝对的，如果第2个宝宝是巨大儿或有其他不利于顺产的情况，也要遵照医生的意见采取其他分娩方式。

头胎是剖宫产，二胎还能顺产吗

　　只要子宫之前恢复得好、胎宝宝体重控制好，再次妊娠无阴道分娩禁忌证时，准妈妈可以自然分娩，但生产中子宫破裂的风险会相对较高。

　　而且随着剖宫产次数的增加，子宫破裂的危险性也相应增加。所以，临床上第一胎剖宫产的准妈妈再选择自然分娩需要严密地全程监控，在产程的观察中医生会尤其注意子宫破裂的先兆症状。

　　如果头胎经过试产后出现难产而改剖宫产的准妈妈，再次生孩子时，宫口可能会开得快一些；但如果第一胎连试产都不试，直接选择剖宫产，这样的准妈妈在生二胎时子宫颈口还是相当于初产准妈妈的状态，产程时间会较长，对子宫下段瘢痕处压迫和拉伸时间加长，那么相对风险就会增高。

　　需要特别提醒准妈妈的是，头胎是剖宫产，再次怀孕至少要在两年之后，否则容易发生胎盘植入、胎盘粘连、子宫破裂等问题。

　　一般来说，头胎是剖宫产，二胎分娩选剖宫产是比较安全的，这也是大多数二胎妈妈的选择。据统计，有80%的二胎妈妈选择了剖宫产。

➕ 见红后很快就分娩了

　　见红一般就意味着即将分娩，但是实际情况是，很多准妈妈见红后几天，甚至1周后才分娩，个体差异很大。一般见红后会进入产程，初产妇的产程时间较长。可以不着急去医院，等出现有规律的阵痛再去也行。随着阵痛的时间间隔逐渐变短，分娩在即。

　　二胎妈妈一般见红后很快就分娩了。所以，怀着二胎的准妈妈要早做准备。相比头胎，生二胎应该更有经验了，所以在正常情况下，二胎分娩会相对容易一些。

子宫破裂与剖宫产伤口厚薄有关

专家认为，曾经剖宫产的准妈妈，之后还是可以接受自然生产的。剖宫生产后，医生会在子宫肌肉层进行两层的缝合，子宫破裂可能与前一次生产剖宫伤口缝合的厚薄有关。临床经验发现，有些缝得较薄的子宫肌肉层，在二度生产，进行剖宫产时，可以看见子宫被胎宝宝撑大，愈合的伤口处已经薄如塑料袋一般，而长得较厚的剖宫伤口发生子宫破裂的机会则较低。

顺产转剖宫产

生孩子的过程人各不同，千人千样，其中很多事情都是随时可能变化的，这些变化不可预知，不能预测。所以每一个准妈妈的生产都叫试产，大部分准妈妈都可以顺产，但有小一部分在顺产过程中，会出现异常变化，如胎头方位、胎头下降、胎心、宫口扩张和宫缩的异常变化以及胎盘早剥、脐带脱垂、羊水栓塞（发生率低）等意外变化，就会把一个顺产逐渐变成难产，或瞬时对母婴的生命安全造成威胁，那时医生就会把自然分娩立即改成剖宫产了。

还有极个别因难产定了剖宫产手术的准妈妈，在手术准备期间宫缩紧胎位正了，胎头下来了，在手术室里又会很快顺产了。所以，分娩的过程不是一成不变的，需要医生和助产士持续地关注监测，不时地检查评估，以尽量减少对准妈妈和胎宝宝的危害为原则。

头胎会阴侧切影响二胎顺产吗

头胎顺产时，一些准妈妈需要做会阴侧切。如果侧切伤口有非常好的愈合能力，有很好的血液循环和很好的血液再生能力，普遍都能长好。对于准备顺产的二胎准妈妈来说，只要之前的伤口愈合能力非常好，就不会影响第二胎的顺产。

二胎顺产是否需要侧切需要看具体情况，如果二胎宝宝比较大，就需要通过侧切来避免会阴撕裂，但不一定是在原来的侧切伤口上继续侧切。但是要注意的是，一般来说，二胎顺产多半都会把原来的侧切伤口撕裂，因为那一块会比较薄弱。所以分娩前最好去做一次身体检查，确认当前身体恢复到什么水平。

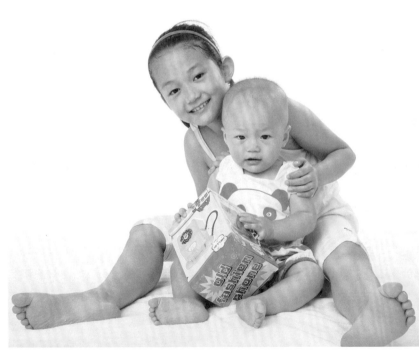

让大宝成为小老师，这样会激起保护欲和榜样欲，满足大宝急切想成为大人的心理，二宝也喜欢模仿大宝，依赖大宝，利于培养两个宝宝的交际能力。

宝宝就要来了

终于等到了分娩的这一天，准妈妈在期待的同时又有一丝紧张。准妈妈此时需要做的就是吃好睡好，适度活动，保持体力。准妈妈要相信自己，同时也要相信宝宝，你们母子一定会齐心协力完成这个伟大的任务。

自然分娩

自然分娩是最理想、安全的分娩方式，也是医生最为推崇的方式，但对准妈妈来说，分娩就像一个谜团，谜团里藏着准妈妈不知道的"疼痛和危险"。其实，分娩并不像准妈妈们想象得那么疼痛和危险，它是每个女性天生具备的能力。

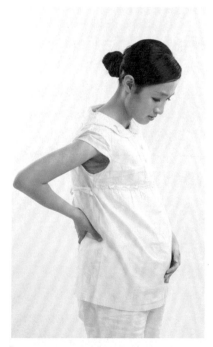

来回走动能增加宫缩强度，但不要走出医院，避免发生意外。

来回走动，增加宫缩强度

如果住院的准妈妈处于临产的早期，还需要四处走动，多活动一下。可以在医生的建议下，在医院的走廊里散步或者爬楼梯等，加速产程。但是，不要认为肚子不是很疼，就私自跑出医院买东西。

随着宫缩的愈加频繁，如果还没有见红，羊水还没有破，准妈妈就可以通过散步来缓解疼痛，转移注意力。这样可减少肌肉及精神紧张，减少疼痛。另外，准妈妈可以学习呼吸法，应对宫缩。

见红多久要去医院

见红是由于临近分娩，子宫收缩，胎头入盆，胎膜和子宫壁逐渐分离、摩擦导致血管破裂引起的。通常见红就意味着开始进入分娩的"旅程"，但这并不是判断是否分娩的唯一指标。

大多数准妈妈见红都是在阵痛前24小时出现的，也有准妈妈在分娩前几天，甚至1周前就有反复见红的情况。

如果见红没有伴随宫缩和阵痛，还没去医院的准妈妈不用着急，可以待在家里观察。如果流出的是鲜红的血，且超过了生理期的出血量，准妈妈要马上就医。

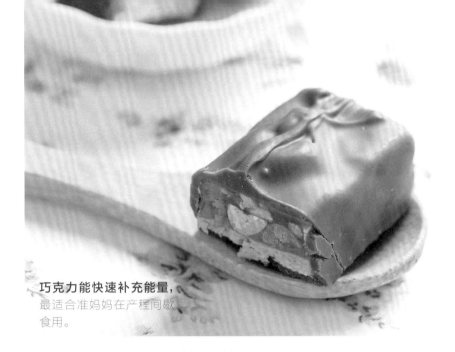

巧克力能快速补充能量，最适合准妈妈在产程间歇食用。

破水后要马上去医院

破水是羊膜破裂羊水流出的现象，一般是胎宝宝进入产道时才会出现的现象。如果准妈妈出现破水现象，要马上去医院。因为破水意味着分娩已经开始。准妈妈出现破水后，应立即平躺。

防止羊水流出，可以垫干净的护垫。平躺后及时通知家人，并叫救护车。在这个过程中准妈妈保持平卧，减少羊水流出。如果不想出现坐救护车到医院分娩的情况，可以在见红和规律宫缩出现后就去医院。如果阴道排出棕色或绿色柏油样物质，这是胎便，要告诉医生，这意味着胎宝宝可能出现受压的危险。

产程间隙补充能量

分娩需要耗费准妈妈大量的体力，因此不仅临产前要保证充足的睡眠，补充充分的热量，在产程间隙也要补充能量，以保证准妈妈有足够的力量完成分娩。

第1次生宝宝的准妈妈第1产程一般需要6~14小时，此时准妈妈宜尽量吃点东西，食物最好选择能够短时间内就被人体吸收，能产生大量热量供人体消耗的，如面包、粥、面条等，当然最方便、最快速有效的还是巧克力或者糖水。

进入第2产程后，如果准妈妈真的没力气了，可在阵痛的间隙少量进食，但在医生或助产士操作时不宜进食。

第3产程时间较短，可以等到分娩结束后再选择进食。

不要忘了拉梅兹呼吸法

拉梅兹呼吸法可以缓解阵痛带来的疼痛感，掌握正确的用力方法，还可以缩短生产的产程。准妈妈在分娩时，也许疼得都忘记了这个方法，此时要冷静放松，试试简易版的方法：关键是学会腹式呼吸，吸气的时候肚子鼓起，呼气的时候肚子收紧，要慢慢练习掌握。

✚ 积极配合医生 ≪

准妈妈不必过分紧张和恐惧，更不要在宫缩加紧、强度增加时因疼痛而乱喊乱叫。尤其是在第2产程，要根据医生的指导在宫缩时配合用力。正确的动作是双腿蹬在产床上，双手握住床把。宫缩时，先深吸气，然后屏住呼吸像排便一样向下用力，尽可能屏的时间长点，紧接着做一次深呼吸后再深吸一口气，再屏气用力，这样每次宫缩时用两三次力。

宫缩间隙时，全身放松，安静休息，利用这难得的间隙，可吸点氧，增加体内氧含量，喝点水补充水分，吃点易消化的食物，如巧克力，以补充能量，准备迎接下一次宫缩。

胎宝宝即将娩出时，应按医生的要求张口哈气，以减轻腹压，防止产道裂伤。

剖宫产

很多准妈妈觉得，与千辛万苦自己生宝宝相比，剖宫产只需要付出一个小小刀口的"代价"，是一种快捷、轻松的分娩方式，这种观点恰是对剖宫产的不了解。其实，剖宫产并不像大家认为的那么轻松，伴随而来的并发症，往往需要准妈妈小心应对。

剖宫产前4小时应禁食

剖宫产手术需要硬膜外麻醉，而麻醉的并发症就是呕吐和反流。术中呕吐、反流时，很容易使胃容物进入气管内，引起机械性气道阻塞，危及生命。所以选择剖宫产的准妈妈，应在手术前禁食，至少要提前4小时禁食，以防在手术中发生不测。

此外，剖宫产手术后最好也禁食6小时，或者可先饮用一些白开水或半流质食物，排气后再正常饮食。

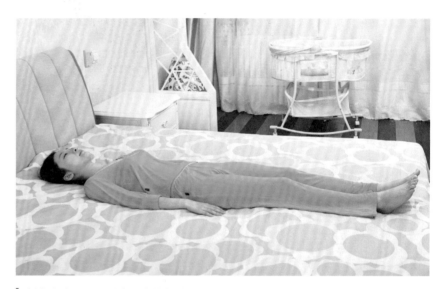

剖宫产术后6小时内不宜枕枕头，这样平躺着能预防头痛。6小时后可以垫上枕头，进行翻身变换睡姿。

手术前的流程

一般如果计划剖宫产，需要提前预约日期，并且提前一天入院。在手术前会有一些规定或程序需要你执行：

1.手术前至少4小时内禁止吃任何东西，在手术前一晚只能吃清淡的食物。

2.需要抽血化验和尿液检查，同时还要查血型和配血。

3.护士为你备皮，以清洁术野，方便消毒，预防手术感染。

4.医生会向你交代手术的风险，让你和你的家属签署同意手术和麻醉的同意书。

5.由护士给你插入导尿管，以排空膀胱。

6.送进手术室。

术后6小时内不能枕枕头

手术后回到病房，新妈妈需要将头偏向一侧。去枕头平卧6个小时。头偏向一侧可以预防呕吐物的误吸，去枕平卧则可以预防头痛。6个小时后，可以垫上枕头，进行翻身，变换不同的体位。采取半卧位的姿势比平卧更有好处，可以减轻对伤口的震动和牵拉痛。同时，半卧位还可使子宫腔内的积血排出。半卧位的程度，一般使身体和床面成20°~30°为宜，可用摇床，或垫上被褥。

术后24小时内要卧床休息

无论是局部麻醉还是全身麻醉的妈妈，手术后24小时内都应卧床休息，每隔3~4小时在家人或者护理人员的帮助下翻一次身，以免局部出现褥疮。新妈妈要忍住疼痛多翻身，以尽快排气。因为剖宫产手术对肠道的刺激，以及受麻醉药的影响，新妈妈在产后都会有不同程度的胀气。如果多做翻身的动作，会使肠蠕动功能尽快恢复，尽早排气解除腹胀，还可避免肠粘连。

24小时后才能下床进行适度活动，可以由爸爸扶着在房内走动，但不宜太累。

术后6小时喝萝卜汤

剖宫产手术由于肠管受刺激而使肠道功能减弱，肠蠕动减慢，肠腔内有积气，易造成术后的腹胀感。剖宫产妈妈术后6小时后宜喝萝卜汤等排气。萝卜汤具有增强肠胃蠕动、促进排气、减少腹胀，并使大小便通畅的作用。但是易发酵产气多的食物，如糖类、黄豆、豆浆、淀粉类等，要少吃或不吃，以防腹胀。

术后24小时拔掉导尿管

为了手术方便，通常在剖宫产术前要放置导尿管。术后24~48小时，麻醉药物的影响消失，膀胱肌肉才恢复排尿功能，这时可拔掉导尿管。只要一有尿意，就要努力自行解尿，降低导尿管保留时间过长而引起尿道细菌感染的危险性。剖宫产后，新妈妈应按平时习惯及时大小便。

密切关注阴道出血量

剖宫产时，子宫的出血会较多，新妈妈和陪护的家属要在手术后24小时内密切关注阴道出血量，如发现超过正常的月经量，要及时通知医生。另外，咳嗽、恶心、呕吐时，应压住伤口两侧，防止缝线断裂。

 采取侧卧姿，多翻身

剖宫产妈妈身体恢复较慢，不能像自然分娩一样在产后6小时就可起床活动。因此，剖宫产妈妈会发生恶露不易排出的情况。如果采取半卧位，配合多翻身，就可促使恶露排出，避免剖宫产后恶露淤积在子宫腔内，引起感染而影响子宫复位。同时，也有利于子宫切口的愈合。

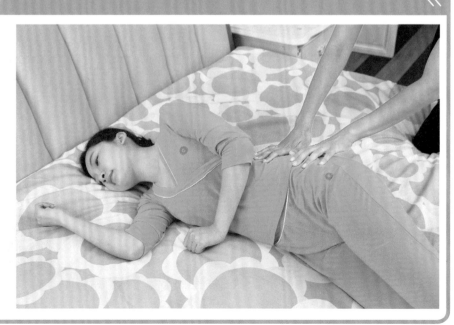

准爸爸能做什么

　　成功晋升为新爸爸是最期待的、最容易感到兴奋和激动的经历。作为给妻子分娩提供支持的角色，准爸爸是独一无二、无可取代的。准爸爸作为见证宝宝出生的一分子，将会永远记住这一伟大的时刻。

随时休产假

　　临近分娩期，准爸爸要跟单位提前打好招呼，以便准妈妈出现情况，准爸爸能第一时间陪伴左右。准爸爸休产假，不仅是男人的责任，也是准爸爸的义务。在准妈妈生产期间，准爸爸休产假不仅能照顾妻子，还可以照顾新生宝宝。

做好送准妈妈入院的准备

　　由于孕9月后准妈妈随时都有生产的可能，准爸爸要做好一切准备。包括将待产包放好，以便随时可走；分娩医院的联系电话、乘车路线和孕期所有检查记录要记得携带。当准妈妈发生临产征兆，准爸爸要迅速行动。为防止准妈妈在家中无人时突然发生阵痛或破水，准爸爸要为准妈妈建立紧急联络方式，并随身携带手机。最好给准妈妈预留出租车的电话号码或住在附近的亲朋好友的电话，必要时协助送进医院。

给准妈妈更多的鼓励

　　临近分娩，准爸爸应该给准妈妈更多的鼓励，为准妈妈缓解心理压力，可以的话，准爸爸可选择陪产。

　　分娩是人类繁衍过程中一个正常的生理过程，是瓜熟蒂落的自然结果，是人类的一种本能行为。而自然分娩不仅有利于妈妈，更有利于宝宝。选择自然分娩，准妈妈身体恢复快，而且还容易下奶，宝宝免疫力也会很强，患病的概率会很低。所以准爸爸应适当鼓励妻子自然分娩，从心理上为妻子解除压力。

提前了解分娩知识

　　准爸爸提前了解分娩的相关知识，可以避免到时候手足无措，还可以帮助准妈妈缓解孕期甚至分娩时的紧张情绪。临近分娩，准妈妈的心理会产生对分娩的恐惧、不安等。这时，准爸爸应从孕产书中学习相关知识，了解准妈妈生理和心理的变化，以便随时为她排忧解难，更好地面对即将到来的分娩。

　　准爸爸了解相关的产检和分娩知识，还能监督准妈妈对医生指导意见的执行情况，能避免准妈妈出现遗忘的情况。

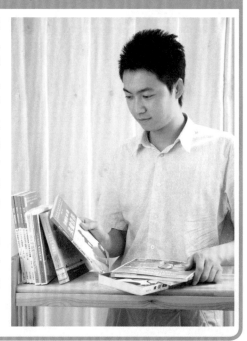

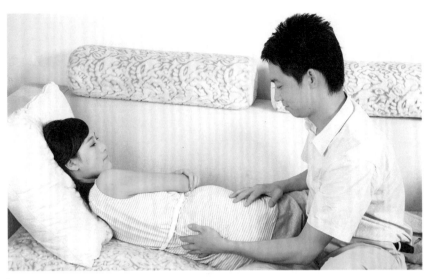

给准妈妈腰背部按摩在一定程度上能缓解疼痛，但更多的是心理上的安慰和支持，才能有效安抚准妈妈起伏的情绪。

按摩缓解准妈妈的疼痛

在整个分娩过程中，要通过对准妈妈不同身体部位的按摩，达到缓解疼痛的效果，比如背部按摩、腰部按摩，还有腹部两侧按摩。按摩准妈妈的手，哪怕只是单侧的按摩，也能对准妈妈的情绪起到很好的安抚作用。

需要注意的是，准爸爸在陪产时，不要干扰到医护人员的工作，你只要集中精力安抚好准妈妈的情绪就可以了。

全力支持准妈妈分娩

一般情况下，准妈妈到医院后不是马上分娩，而是需要几个小时甚至更长的时间用来待产。在这个阶段，准爸爸需要做好服务工作。

» 准备可口的食物。此阶段的准妈妈，阵痛尚未达到高峰，准爸爸可以准备三餐，让准妈妈有足够的体力面对生产。

» 协助如厕。准妈妈在待产的过程中，会因为阵痛而使如厕变得困难，准爸爸可以陪同准妈妈如厕，减轻准妈妈的困难。

» 为准妈妈减轻腰部疼痛。准爸爸可以握拳，以手指背面轻压准妈妈的背部，可有效舒缓疼痛感。

分娩时引导准妈妈正确呼吸

如果准爸爸准备一直陪伴在产床旁边，面对分娩只需要掌握一种技能——引导妻子控制呼吸。这个时候准妈妈因为阵痛早已把之前学过的呼吸法全忘记了，准爸爸要提醒她，在第1产程用运动呼吸法镇痛，可以陪准妈妈一起做；在第2产程引导准妈妈大口吸气后憋气，往下用力，吐气后再憋气，用力，直到宫缩结束。

而当胎头娩出2/3或准妈妈有强烈的便意时，要哈气，即嘴巴张开，全身放松，像喘息般急促呼吸，准爸爸可以给准妈妈数着哈气"1、2、3、4、5"，切不要用力过猛，避免会阴裂伤。

✚ 辅助准妈妈用力 《《

准爸爸要适时提醒准妈妈收缩下巴，将嘴巴紧闭，依靠腰背部下坠和脚跟踩踏的力量将胎宝宝娩出。准爸爸可轻拍准妈妈的手臂和肩膀，让她尽量在阵痛间隙放松，然后伴随下次宫缩，手握产床旁边的把杆，将力量使到下半身。

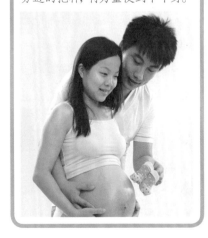

新爸爸能做什么

终于成为爸爸了，除了兴奋和感动外，你还不要忘了及时给刚经历过分娩的新妈妈表达感激之情。除此之外，你还要规划好如何伺候月子，学会一些照顾宝宝的简单任务，比如换纸尿裤、冲泡配方奶（如果是人工喂养和混合喂养的话）等，让新妈妈得到更好的休息与调养。

不论生男生女都开心

不论生男生女，当新妈妈筋疲力尽地被护士从产房推出来时，爸爸别忘了及时地"献殷勤"，表示自己的感激和喜悦。

有的爸爸会送上一束妻子喜欢的鲜花，有的爸爸会紧紧地握住妻子的手，有的爸爸会给妻子一个拥抱，不论是什么样的方式，只要妻子能感受到爱意都可以。需要注意的是，有的宝宝会对花粉过敏，所以鲜花最好不要摆在病房里。

观察新妈妈产后的状况

新妈妈在分娩后，要到观察室休养并观察约2小时，以防产后大出血或出现其他的意外状况，爸爸可随时协助观察新妈妈产后的状况。

安排好新妈妈的饮食

新妈妈的饮食一定要安排好。饭菜要做稀软些，容易消化吸收，不要给新妈妈吃生冷硬的食物，盐要少放。

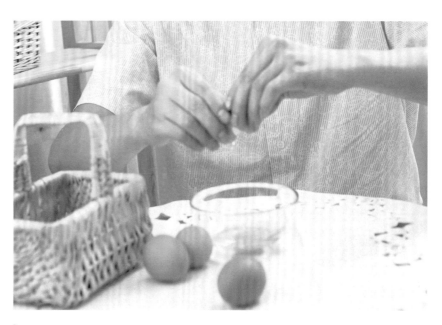

爸爸可以亲自做一道清淡爽口的鸡蛋面，慰劳辛苦分娩的新妈妈。如果能掌握饮食要点和注意事项，也可以负责新妈妈的一日三餐。

分娩当晚陪床

不管是顺产还是剖宫产，产后新妈妈的身体都非常虚弱，爸爸的鼓励和关心能帮助她尽快恢复。很多医院晚间允许家属陪床，此时，爸爸要主动承担起陪床的工作，这也会让新妈妈感受到关爱。

学会照顾宝宝

抱宝宝的时候要轻，宝宝的腰、脖子要托住。宝宝饿了就喂点奶，新妈妈要是还没下奶，可以先喂配方奶，但是要让宝宝尽早吮吸妈妈的乳头刺激下奶。

宝宝的小屁股要保持干爽，否则会长红疹。夏天宝宝的衣服不要穿得过厚，否则容易起痱子。宝宝虽然小，但和大人一样需要一个合适的温度。

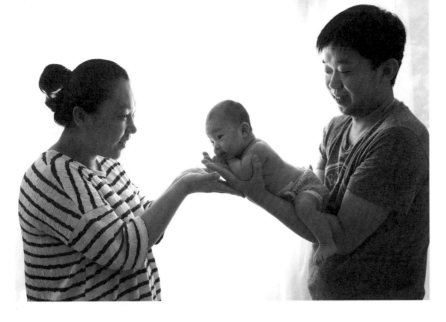

规划好如何伺候月子

爸爸的产假时间比较短，休完产假后就要恢复正常的上班时间。然而，此时新妈妈的身体还比较虚弱，宝宝也非常需要人照顾。爸爸要安排好如何伺候月子，是请月嫂还是找双方的父母，这些都要提前安排好，不要到时候手忙脚乱。

经常抚摸、逗引宝宝

爸爸应经常用手掌轻轻地抚摸宝宝，不仅有利于宝宝和爸爸之间的感情交流，有利于宝宝的身心发育和情绪稳定，也有利于宝宝的睡眠。宝宝一般睡醒了之后精神会很好，爸爸可以在离宝宝5厘米左右的地方对着宝宝笑，或者做几个好玩的表情。宝宝看到之后会发笑，有时还会模仿。

控制亲友的探视频率

坐月子期间，新妈妈的身体还很虚弱。对于亲朋好友的探望，爸爸要事先征求一下新妈妈的意见，在不打扰宝宝休息、新妈妈调理的情况下，有选择地进行接待。

关注新妈妈的情绪

新妈妈在产后很容易出现抑郁症状，这主要靠心理上的安慰和真诚的关怀来缓解。如能及早发现，妥善处理，可很快消除。但如果爸爸不关心、不重视，对这些异常表现漠然处之，甚至埋怨、火上浇油，就会使忧郁症状加重，有的可能导致产后抑郁症等精神疾病。所以爸爸要多照顾新妈妈的情绪，偶尔做个"出气筒"也无妨。千万不可只照顾宝宝，而冷落了一旁辛苦的新妈妈。

保持房间安静、整洁

坐月子期间，如果妈妈和宝宝的房间杂乱无章、空气污浊，会使妈妈的身心健康受到很大影响。因此，爸爸要帮助保持房间的安静、整洁和舒适，保证房间阳光好，但不要太热。房间采光要明暗适中，最好有多重窗帘等遮挡物随时调节采光，且通风效果要好。

新爸爸可以定期打扫、消毒坐月子的房间。要保持卫生间的清洁卫生，随时清除便池的污垢，以免污染室内空气。最后提醒一点，爸爸要监督自己和家人，不要在房间里抽烟。

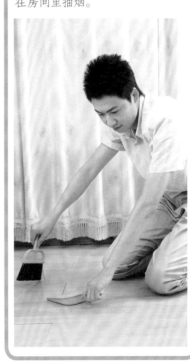

附录：不能忽视的产后护理

顺产妈妈 产后3天的护理

分娩当天

为恢复体力和哺乳宝宝做准备，新妈妈疲劳了就要充分休息，觉得瞌睡就尽量睡吧！

分娩后半小时就可以让宝宝吸吮乳头，这样可以尽早建立催乳和排乳反射，促进乳汁分泌，而且有利于子宫收缩。

来奶的反应是胸闷、胸胀及轻微头晕，有些还有流奶的现象，这就是提醒妈妈该喂宝宝了，如果不喂就要及时排掉。

肚子饿了就吃些简单无刺激的食物。

分娩后8~12小时可自行入厕排尿。少数新妈妈排尿困难，应尽量起床解小便，也可请医生针刺或药物治疗，如8小时以上仍不能自然排尿，应进行导尿。

新妈妈会因为宫缩而引起下腹部阵发性疼痛，称为"产后宫缩痛"，一般2~3天后会自然消失。

顺产的新妈妈，一般在产后6小时左右就可以下地行走，做会阴切开术的，在12小时后开始下地。

产后首先要注意预防出血。宝宝娩出后，在24小时内阴道出血量达到或超过500毫升，称为产后出血。一旦阴道有较多出血，应通知医生，查明原因，及时处理。

产后第1天，新妈妈身体比较虚弱，不宜洗澡，可用温水擦浴。

产后第2天

应在规定时间内进行坐浴，以促进会阴部缝合的伤口尽早愈合，防止受损的阴道和子宫感染细菌。注意会阴部卫生，每天分2次用药液清洗，会阴垫应用无菌卫生巾并及时更换。

在身心疲劳得到缓解之后，可以尝试进行简单的产褥体操。开始时可进行一些轻微的活动。

开始流出营养丰富的初乳，尽可能让宝宝吸吮，继续充分按摩乳房。

产后第3天

如果你没有出现什么异常，那么今天就可以出院了，如果会阴有伤口，第4天拆线（有的医院不需拆线）后可出院。

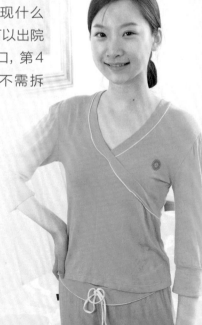

剖宫产妈妈 产后 7 天的护理

分娩当天

剖宫产妈妈可以采取侧卧位，使身体和床成 20°~30°，这个姿势可以减轻对切口的震动和牵拉痛。

术后6小时内因麻醉药药效尚未消失，全身反应低下，为避免引起呛咳、呕吐等，应暂时禁食。若剖宫产妈妈确实口渴，可间隔一定时间喂少量温水。术后6小时，可进食流食，如蛋汤、米汤、藕粉等，切忌喝牛奶、红糖水、豆浆等胀气饮品。

进食之前可用少量温水润喉，每次大约50毫升。若有腹胀或呕吐现象，应多下床活动，或者用薄荷油涂抹肚脐周围。第一餐若无任何肠胃不适，则可在下一餐恢复正常的食量，哺喂母乳的妈妈可多食用鱼汤，多喝水。

另外，术后麻醉药的作用渐渐消退，几小时后便开始感觉疼痛。所以，要对术后疼痛做好一定的心理准备。

产后第2天

可以进行轻微的活动，最好多翻身，促进肠蠕动功能恢复，尽早排气，消除腹胀。

开始分泌初乳，可以给宝宝哺乳。

手术24~48小时后，会将导尿管拔掉。拔出导尿管后，应尽量自行解小便，以达到自然冲洗尿路的目的。如果不习惯卧床小便，可下床去厕所，再解不出来，应告诉医生，直至能畅通排尿为止；否则易引起尿路感染。

尽早下床活动，逐渐增加活动量，促进肠蠕动和子宫复归，避免肠粘连及血栓性静脉炎。

产后第2天，伤口换敷料，检查有无渗血及红肿，一般情况下术后伤口要换药两次。如为肥胖病人，或患有糖尿病、贫血及其他影响伤口愈合的疾病要谨慎。

产后第3天

开始排气了，就说明肠胃功能恢复正常。此时，疼痛得到了一定缓解，身体迅速恢复，完全可以独自去卫生间了。

产后第4天

身体虽没完全恢复，但可以行走，要做轻微运动，并坚持按摩乳房，在家人的帮助下每4~6小时让宝宝吸吮1次。

产后第5~6天

到了第5~6天，新妈妈就可以自主排便了，此时新妈妈的肠蠕动已经恢复正常，而且这时候手术的疼痛感也几乎消失了。

产后第7天

如果没有特殊情况，第7天即可出院。出院前，要接受简单的医疗处置，宝宝接受基本的健康检查。

坐月子期间的注意事项

保健

1.身体情况良好的新妈妈，产后6~8小时即可坐起用餐；24小时可下床活动；每次半小时；产后半个月可做些轻便的家务，但要避免过早地干重活。有感染或难产的新妈妈，可推迟2~3天以后再下床活动。下床后开始做产后保健操。

2.恶露在产后10天应该就变得清淡，如果量一直很多，要告诉医生。

3.塑身内衣最好在产后1个月开始穿，哺乳妈妈应坚持使用哺乳胸罩。

4.产后正常的性生活应在分娩2个月以后进行。过早性生活会罹患盆腔疾病，有损健康；有产后生殖道感染或会阴伤口愈合不好的，还应推迟性生活。产后只要恢复性行为就要避孕。使用避孕套是首选的避孕方法。

5.产后忧郁症很大一部分原因是因为产后激素的分泌。新妈妈或者家人一旦发现新妈妈有紧张、疑虑、内疚、恐惧的现象，就要留意，及时治疗。

6.产后6个月是体重控制的黄金时期，产后瘦身最好从饮食与运动着手，哺乳的妈妈以每周减少0.5~1千克最适宜，6个月内减低10%的体重是最理想的情况。坐月子和哺乳期间最好不要使用药物减肥。

7.出了月子也不能久站、久蹲或剧烈运动。因为盆腔里的生殖器官在这时并没完全复位，功能也没有完全恢复，不注意防护会影响生殖器官复位。

饮食

1.注意食物烹调做到多样化。少吃动物脂肪、内脏和甜食，多吃高蛋白、富含维生素的食物，少量多餐，粗细搭配。忌食生冷、辛辣的食物。

2.多补充带有汤水的食物，如鸡汤、鱼汤、排骨汤、猪蹄汤、蛋花汤、豆腐汤。既要喝汤，又要吃肉。餐间及晚上加点心或半流质食物。

3.产后不要马上食用母鸡汤，而应喝公鸡汤。母鸡体内含有一定量的雌激素（母鸡越老含量越高），会导致产后乳汁不足，而公鸡体内含雄激素，可以刺激乳腺细胞的发育，增强催乳素的效能，使奶量增多。最好是在产后10~15天待乳汁分泌较为充足的时候再食用母鸡汤。

4.刚刚分娩后的月子菜，加些料酒烹调可以帮助排出恶露。但如果恶露已经排尽，就不要再用料酒，特别是在夏天。因为酒有可能导致子宫收缩不良，恶露淋漓不尽。

5.抽筋和关节痛的新妈妈要继续服用钙片。

食物	摄入量
主食	500克
肉类或鱼类	150~200克
鸡蛋	2个
豆制品	100克
牛奶或豆浆	250~500毫升
新鲜蔬菜	500克
水果	1~2个

清洁

1.使用棉球蘸煮过的水或生理盐水，或用1/2000新洁尔灭溶液或聚维酮碘溶液擦拭外阴，由前向后擦洗，不可由肛门开始向前擦，然后换上消毒的卫生巾。每天至少2次，大便后加洗1次。

2.躺卧时，应卧向伤口的对侧，如会阴伤口在左侧，应向右侧卧，以防恶露流入伤口，增加感染机会。

3.产后大量出汗，又有恶露排出、全身发黏的顺产新妈妈，产后24小时即可开始以淋浴的方式洗澡。剖宫产妈妈则要采取擦澡的方式。水温34~35℃、室温26℃为宜。

4.浴后迅速用毛巾擦干，防止受凉。洗浴次数可按季节安排，一般是每周2~3次，产后1个月内禁止盆浴。

5.内衣裤要清洁消毒，勤于更换。

6.产后坚持早晚刷牙，且饭后漱口，以保护牙齿。

一定要做的产后检查

1.宝宝顺利生下来不等于无需做产后检查。如果不去做检查，就不能及时发现异常，容易延误治疗或遗留病症。因此产后6~8周应进行一次全面的产后检查，以便了解全身和盆腔器官是否恢复到孕前状态，了解哺乳情况。如有特殊不适，新妈妈更应提前去医院进行检查。

2.无论新妈妈是在家里还是在医院，都必须请专业人员进行产后检查，以确定新妈妈产后的恢复状况、是否有感染等。

新生儿更需要产后检查

小宝宝的情况是否正常，都必须经过产后检查才能够明确知道。所以，新生宝宝的产后检查更不是可有可无的，更不能用新妈妈的自我感觉是否良好来代替。在满月后就要给宝宝进行保健检查。

检查项目包括：包括测量身长和体重在内的全身体格检查、脐部的愈合情况、宝宝的营养状况和智力发育等方面。同时，根据是采用母乳喂养、人工喂养，还是混合喂养等具体情况，请医生确定是否需要补充维生素或其他营养成分。

产后保健操

怀孕和分娩会造成韧带松弛，导致生殖器官的松弛，出现尿失禁、子宫脱垂等现象，最好的改善之道就是做产后运动。

1.呼吸运动：仰卧位，两臂伸直放在体侧，深吸气使腹壁下陷，内脏牵引向上，然后呼气。目的是运动腹部、活动内脏。

2.举腿运动：仰卧位，两臂伸直平放于体侧，左右腿轮流举高与身体成一直角。目的是加强腹直肌和大腿肌肉的力量。

3.挺腹运动：仰卧位，双膝屈起，双足平放在床上，抬高臀部，使身体重量由肩及双足支持。目的是加强腰臀部肌肉的力量。

4.缩肛运动：仰卧位，两膝分开，再用力向内合拢，同时收缩肛门，然后双膝分开，并放松肛门。目的是锻炼盆底肌肉。

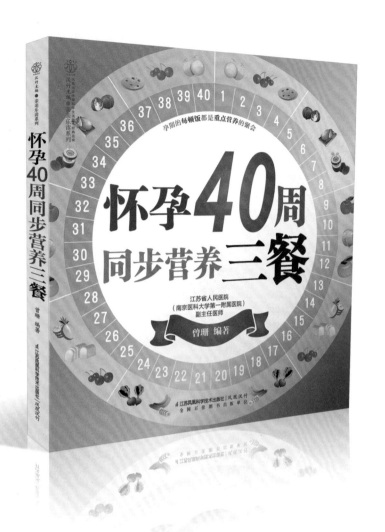

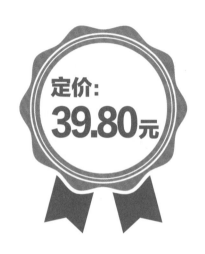

定价:
39.80元

怀孕40周同步营养三餐

这是一本孕妈妈40周饮食营养指南!

一周三餐吃什么和营养重点完美同步,直击孕妈妈和胎宝宝的营养重点,根据营养需求制定相应的三餐,宜吃什么,不宜吃什么,打造适合孕妈妈的健康营养食谱。

贴心的日间和晚间加餐,让常感到饿的孕妈妈长胎不长肉。每餐都有替代方案,让营养不减分,还能充分满足孕妈妈挑剔的口味喜好。

产后6周的饮食和孕产期常见的不适,都有相应的推荐食谱,消除了孕产妈妈的诸多疑虑和问题,让孕产妈妈吃得更放心,孕育宝宝更有信心。

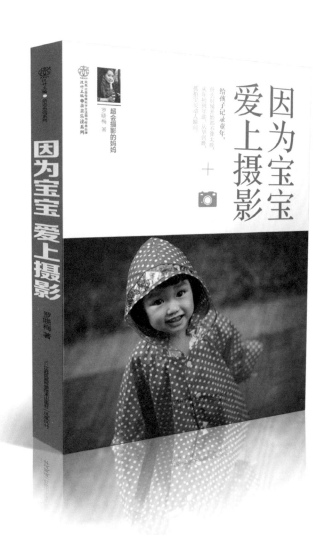

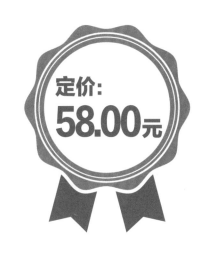

定价: **58.00**元

因为宝宝 爱上摄影

　　一个非专业摄影妈妈，32 个月的拍摄经验，从女儿出生那一刻开始，忠实记录孩子的童年。从年初到年尾，从早到晚，600 多张照片，用爱诠释摄影的观察与记录。

　　67 个摄影情景，从吃饭到睡觉，从室内到室外……丰富的摄影技巧，融入在吃饭、穿衣、玩耍的日常生活中，不知不觉间，便学会了摄影。

　　从现在起，为了宝宝，爱上摄影，成为他最好的摄影师。

图书在版编目（CIP）数据

怀孕产检分娩全程指导 / 王琪编著 . -- 南京 : 江苏凤凰科学技术出版社，2015.11
（汉竹 • 亲亲乐读系列）
ISBN 978-7-5537-5399-7

Ⅰ . ①怀… Ⅱ . ①王… Ⅲ . ①妊娠期 – 妇幼保健 – 基本知识
②分娩 – 基本知识 Ⅳ . ① R715.3 ② R714.3

中国版本图书馆 CIP 数据核字（2015）第 225007 号

凤凰汉竹

中国健康生活图书实力品牌

怀孕产检分娩全程指导

编　　著	王　琪	
主　　编	汉　竹	
责任编辑	刘玉锋	张晓凤
特邀编辑	钱婷婷	王　杰
责任校对	郝慧华	
责任监制	曹叶平	方　晨

出版发行	凤凰出版传媒股份有限公司
	江苏凤凰科学技术出版社
出版社地址	南京市湖南路 1 号 A 楼，邮编：210009
出版社网址	http://www.pspress.cn
经　　销	凤凰出版传媒股份有限公司
印　　刷	南京精艺印刷有限公司

开　　本	715mm×868mm　1/12
印　　张	17
字　　数	120 千字
版　　次	2015 年 11 月第 1 版
印　　次	2015 年 11 月第 1 次印刷

标准书号	ISBN 978-7-5537-5399-7
定　　价	39.80 元

图书如有印装质量问题，可向我社出版科调换。